Solución Para La Presión Sanguínea

54 Recetas Saludables Y Deliciosas Para El Corazón Que Reducirán Naturalmente La Presión Sanguínea Y La Hipertensión

Solución Para La Presión Sanguínea

Copyright 2020 por Mark Evans - Todos los derechos reservados.

El siguiente libro se reproduce con el objetivo de proporcionar información tan precisa y fiable como sea posible. Sin embargo, la compra de este libro puede ser vista como un consentimiento al hecho de que tanto el editor como el autor de este libro no son de ninguna manera expertos en los temas tratados, y que cualquier recomendación o sugerencia hecha aquí es sólo para propósitos de entretenimiento. Los profesionales deben ser consultados según sea necesario antes de llevar a cabo cualquiera de las acciones respaldadas en el presente documento.

Esta declaración es considerada justa y válida tanto por la Asociación Americana de Abogados como por el Comité de la Asociación de Editores y es legalmente vinculante en todos los Estados Unidos.

Además, la transmisión, duplicación o reproducción de cualquiera de las siguientes obras, incluida la información precisa, se considerará un acto ilegal, independientemente de que se realice electrónicamente o en forma impresa. La legalidad se extiende a la creación de una copia secundaria o terciaria de la obra o una copia registrada y sólo se permite con el consentimiento expreso y por escrito de la

Editorial. Todos los derechos adicionales están reservados.

La información de las siguiemtes páginas se considera, en general, como un relato veraz y preciso de los hechos, y como tal, cualquier falta de atención, uso o mal uso de la información en cuestión por parte del lector hará que cualquier acción resultante quede únicamente bajo su ámbito. No hay ningún escenario en el que el editor o el autor original de este trabajo pueda ser considerado de alguna manera responsable de cualquier dificultad o daño que pueda ocurrirle después de emprender la información aquí descrita.

Además, la información que se encuentra en las siguientes páginas tiene un propósito informativo y, por lo tanto, debe ser considerada como universal. Como corresponde a su naturaleza, la información presentada no garantiza su validez continua ni su calidad provisional. Las marcas que se mencionan se hacen sin consentimiento escrito y no pueden considerarse de ninguna manera como un aval del titular de la marca.

Tabla de contenido

Introducción 1

Los peligros de un aumento de la presión sanguínea 3

Recetas del desayuno 19

Recetas para el almuerzo 52

Recetas de aperitivos y acompañamientos 74

Recetas para la cena 107

Recetas de postres 130

Conclusión 154

¡Gracias! 156

Solución Para La Presión Sanguínea

Introducción

Felicitaciones por haber comprado su propia copia de la *Solución para la presión sanguínea*. Muchas gracias por hacerlo!

Este libro discutirá una de las causas más probables de muerte en América hoy en día: el aumento de los niveles de la presión sanguínea. La presión sanguínea juega un papel importante en el mantenimiento de nuestros cuerpos cuando se encuentra en un nivel saludable y mantenido para la supervivencia. Las disminuciones y aumentos de esta variable pueden causar complicaciones de salud importantes en el futuro, pero estoy aquí para informarle que puede arreglarlo haciendo pequeños cambios en su dieta!

El contenido de este libro está lleno de información valiosa que le ayudará y apoyará en su viaje para bajar su presión sanguínea en su próxima cita médica! Descubrirá que lo que consume es la principal causa de que su presión sanguínea sea más alta de lo que debería ser.

Cada una de las recetas que se encuentran en los capítulos de este libro están diseñadas para

Solución Para La Presión Sanguínea

mantenerlo en el camino recto y estrecho a medida que controla su presión sanguínea, ¡sin sacrificar el sabor y la satisfacción! Cada receta incluye los componentes necesarios para prepararla, los tiempos de preparación, los datos nutricionales y uno de los factores más importantes en el aumento de la presión sanguínea: los niveles de sodio.

Disfrute de su viaje a través de las páginas de este libro de recetas mientras descubre más información sobre su salud y deliciosos alimentos para probar desde la comodidad de su hogar! ¡Buena suerte!

Hay muchos libros sobre la presión sanguínea en el mercado, así que gracias de nuevo por elegir este! Se ha hecho todo lo posible para asegurar que esté lleno de tanta información útil como sea posible. Por favor, disfrútelo!

Mark Evans

Los peligros de un aumento de la presión sanguínea

La presion sanguínea es algo que puede afectar al cuerpo durante muchos años sin que la persona se dé cuenta. También conocida como hipertensión, sus síntomas, si no se controlan, pueden causar que una persona desarrolle una discapacidad, la muerte por un ataque al corazón o una mala calidad del resto de su vida. Hay muchas complicaciones que vienen con un conteo de presión sanguínea alta. Pero, afortunadamente, este libro está aquí para sacar a la luz que un cambio en la dieta por sí solo puede ayudar a disminuir enormemente su presión sanguínea en general!

Complicaciones de la hipertensión

Destrucción de las arterias

Las arterias que están sanas son fuertes y elásticas por naturaleza. El revestimiento interior de ellas es liso para que la sangre que fluye a través de ellas pueda fluir libremente, proporcionando a los órganos y tejidos vitales del cuerpo el oxígeno y los nutrientes adecuados. Con el tiempo, la hipertensión aumenta la cantidad de sangre que fluye por las arterias. Debido a esto, es posible que tenga que lidiar con estos problemas de salud:

- *Arterias estrechas y dañadas* - La presión sanguínea alta daña las células que forman el revestimiento interno que inhibe las arterias. Cuando las grasas que usted consume entran en el flujo sanguíneo, tienen una tendencia a acumularse en las arterias dañadas, causando que se vuelvan mucho menos elásticas, lo que resulta en un límite del flujo sanguíneo en todo el cuerpo.
- *Aneurisma* - Una cantidad elevada y constante de sangre que se mueve a través de las arterias debilitadas puede tener el potencial de causar agrandamientos dentro de las paredes de las arterias que resulten en el desarrollo de un aneurisma. Estos tipos malos pueden explotar y resultar en terribles dolencias que pueden dañar toda su vida, como el sangrado interno. Los aneurismas se desarrollan

dentro de las arterias del cuerpo, pero tienden a encontrarse con mayor frecuencia dentro de la aorta, conocida como la arteria más grande de nuestro cuerpo.

Deterioro del corazón

El corazón es el órgano responsable de hacer llegar la sangre a todo el cuerpo. La presencia de la hipertensión significará que existe un daño exponencial a su corazón de numerosas maneras, como por ejemplo:

- *Insuficiencia cardíaca* - La tensión en su corazón con el tiempo que es causada por la hipertensión hará que los músculos de su corazón se debiliten, causando que no trabaje tan eficientemente como se supone que debe hacerlo. Su corazón se abrumará, eventualmente se desgastará y fallará. El daño de los ataques cardíacos que también son causados por la presión sanguínea alta sólo se sumará a este grave problema.

- *Aumento del tamaño del corazón izquierdo* - La presencia de hipertensión obliga al corazón a bombear más fuerte y con más frecuencia de lo habitual para llevar la sangre necesaria a todas las zonas del cuerpo. Esto causará que el ventrículo izquierdo del corazón se vuelva bastante rígido con el tiempo, lo que se conoce como hipertrofia ventricular izquierda. Esto entonces inhibe el trabajo de su ventrículo de ser capaz de bombear sangre tan eficientemente como se supone que debe hacerlo. Esta condición aumentará su riesgo de tener un ataque cardíaco, insuficiencia cardíaca congestiva e incluso muerte cardíaca que puede surgir de la nada de forma bastante repentina.

- *Enfermedad de las arterias coronarias* - Esta enfermedad afecta a las arterias que son responsables de suministrar la sangre hasta el núcleo de los músculos del corazón. Las arterias se estrechan con el tiempo, lo que no permite que la sangre fluya tan libremente como debería a través de las arterias de su cuerpo. Como resultado, una persona con enfermedad de las arterias coronarias puede experimentar ritmos cardíacos irregulares, ataque cardíaco y diversos grados de dolor en el pecho.

Daño a su cerebro

Su cerebro, al igual que su corazón, es otro órgano crucial dentro de su cuerpo que depende en gran medida de un flujo constante de suministro de sangre nutritiva para que funcione correctamente. La presión arterial alta puede causar varios problemas en su cabeza, como:

- *Deterioro cognoscitivo leve* - Esta dolencia es una etapa intermedia entre la comprensión de todos los cambios que ocurren en la memoria de uno cuando ocurre el envejecimiento natural y el punto en el que son más susceptibles de desarrollar enfermedades como el Alzheimer. Al igual que otras enfermedades cerebrales, puede ser causada por el bloqueo del flujo de sangre al cerebro.
- *Demencia* - Esta es una enfermedad que vive dentro del cerebro y que afecta las

funciones humanas normales y necesarias como el movimiento, la visión, la memoria, el razonamiento, el habla y el pensamiento. Hay unas cuantas causas que dan lugar a la demencia. La demencia vascular es el resultado del estrechamiento de las arterias y la obstrucción dentro de ellas que impide que un adecuado suministro de sangre fluya al cerebro.

- *Apoplejía* - Las apoplejías ocurren cuando una parte del cerebro se priva de nutrientes y oxígeno, lo cual resulta en la muerte de las células cerebrales. La presión sanguínea alta que no se controla puede llevar a un derrame cerebral porque daña y debilita en gran medida los vasos sanguíneos del cerebro, lo que resulta en que se estrechen, se rompan y tengan fugas. La hipertensión es también la culpable del desarrollo de coágulos de sangre dentro de las arterias que van directamente al cerebro, bloqueando el flujo sanguíneo adecuado y causando potencialmente un accidente cerebrovascular.

- *Ataque isquémico transitorio:* también conocido como miniaccidente cerebrovascular, estos ataques son muy breves, debido a una interrupción del flujo sanguíneo al cerebro. Es una causa directa como resultado de la arterosclerosis (coágulo de sangre) que puede desarrollarse por tener la presión sanguínea alta. Si usted tiene uno de estos ataques, debe verlo como una gran bandera roja y que usted puede estar en gran riesgo de experimentar un golpe completo más tarde en el camino.

Daños en los riñones

Los riñones son el órgano del cuerpo que filtra otros líquidos en exceso y otros desechos de la sangre. Este proceso depende de que los vasos sanguíneos estén sanos. La presencia de hipertensión llevará a que estos vasos sanguíneos vitales se dañen, lo cual puede resultar en que usted desarrolle varias formas de enfermedad renal. El daño tiene el potencial de ser mucho peor en aquellos con diabetes.

- *Insuficiencia renal* - La presión sanguínea alta se considera como una de las causas más populares para el resultado de la insuficiencia renal. La hipertensión puede dañar no sólo las grandes arterias que conducen a los riñones, sino también los pequeños vasos sanguíneos que viven dentro de los riñones. Ambos son cruciales para una vida próspera. El daño a cualquiera de estos puede causar que sus riñones no sean completamente capaces de filtrar los desechos de su cuerpo. Esto pone al cuerpo en riesgo, ya que los desechos se acumulan con el tiempo y es posible que tenga que someterse a una diálisis o a un trasplante de riñón.

- *Cicatrización del riñón* - También conocida como glomeruloesclerosis, la cicatrización del riñón es un tipo de daño renal que ocurre en los glomérulos, que son mini grupos hechos de vasos que viven dentro de los riñones y que son responsables de filtrar los fluidos y desechos de la sangre. Esto puede dejar a sus riñones con la falta de capacidad para filtrar los desechos de manera efectiva, lo cual puede llevar a una insuficiencia renal.

- *Aneurisma de la arteria renal:* los aneurismas son protuberancias que viven dentro de las paredes de los vasos sanguíneos y que se producen con el tiempo. Este tipo particular de aneurisma se produce en la arteria que va a los riñones. La presión arterial alta, con el tiempo, debilitará esta arteria y causará que las secciones se agranden y formen protuberancias. Los aneurismas pueden romperse y amenazar la vida de quienes los tienen con una hemorragia interna.

Perturbaciones de los ojos

Hay muchos vasos sanguíneos diminutos y muy intrincados que proporcionan la sangre necesaria para sus ojos. Al igual que todos los vasos del cuerpo, tienen el potencial de dañarse con el tiempo, especialmente si la presencia de la presión sanguínea alta causa estragos en su cuerpo.

- *Daño a los vasos sanguíneos del ojo* - También conocida como retinopatía, es causada directamente por la hipertensión que daña los vasos sanguíneos que suministran sangre a sus retinas. Esto puede causar condiciones como sangrado de los ojos, visión borrosa y, en el peor de los casos, pérdida completa de la visión. Si una persona tiene diabetes e hipertensión, tiene un riesgo mucho mayor de desarrollar estas condiciones.

- *Acumulación de líquido debajo de la(s) retina(s)* - También conocida como coroidopatía, ésta ocurre cuando la acumulación de líquido ocurre debajo de su retina(s) debido a un vaso sanguíneo (o vasos sanguíneos) que podrían haber estallado y están filtrándose debajo de la retina misma. Esta condición puede resultar en una gran distorsión de la visión e incluso tiene el potencial de dejar cicatrices en los ojos, lo que puede llevar a una visión deficiente.

- *Daño al nervio* - También conocida como neuropatía óptica, esta condición es el resultado de un bloqueo en el flujo sanguíneo que daña el nervio óptico. Es responsable de matar las células nerviosas dentro de los ojos, lo que puede resultar en sangrado en los ojos y en la posibilidad de pérdida de la visión.

Disfunción sexual

Aunque enfermedades como la disfunción eréctil y otras condiciones médicas que inhiben las funciones sexuales adecuadas pueden ocurrir como resultado del envejecimiento, la presencia de la presión sanguínea alta puede aumentar drásticamente la probabilidad de desarrollar este tipo de condiciones. Con el tiempo, la hipertensión daña el revestimiento de los vasos sanguíneos dentro de estas áreas del cuerpo, lo que significa un menor flujo de sangre al pene y a la vagina, lo que lleva a la incapacidad de mantener una erección y a una disminución del deseo en las relaciones sexuales. Las mujeres también pueden tener sequedad vaginal y dificultad para lograr orgasmos.

Pérdida en los huesos

La hipertensión arterial tiene el potencial de aumentar las cantidades de calcio y los depósitos dentro de la orina. Con esta importante disminución del calcio del cuerpo, es un resultado directo de la pérdida de la densidad ósea general que puede llevar a la ruptura de más huesos. Los riesgos de osteoporosis se observan con mayor frecuencia en las mujeres.

Problemas para dormir

Con aquellos que tienen problemas de presión sanguínea alta, puede ocurrir una condición conocida como apnea obstructiva del sueño. Esta condición causa la relajación de los músculos de la garganta, lo cual puede llevar a un ronquido excesivo. Aunque se ha demostrado que la hipertensión en sí misma puede desencadenar directamente la apnea del sueño, la privación del sueño como resultado de esta condición también puede ser un desencadenante.

Síntomas de la presión sanguínea alta

La hipertensión puede ser a veces difícil de detectar porque muchas personas viven durante mucho tiempo con pocos o ningún síntoma o signo de advertencia. Esto significa que las personas no sienten la necesidad de ir al médico para que los examinen, por lo que muchos individuos aparentemente sanos sufren los efectos a largo plazo de la hipertensión más adelante. Es importante no tomar estos síntomas de la hipertensión a la ligera:

- Dificultad para respirar
- Mareo
- Visión borrosa
- Dolor de cabeza

Cosas que elevan la presión sanguínea

La presión sanguínea alta se determina por un conjunto de números; el primer número es 140 o más alto o si el segundo número es 90 o más alto. Hay muchas circunstancias en las que los médicos no saben qué es lo que causa directamente la hipertensión. Se dice que la historia familiar, la edad y la raza tienen el potencial de jugar un papel importante. Pero se ha demostrado que estas cosas son causas directas en el desarrollo de la hipertensión:

- *Demasiada sal* - El sodio es conocido por elevar la presión sanguínea porque juega un papel importante en el estrechamiento de los vasos sanguíneos dentro del cuerpo que permite al cuerpo retener más líquido. Es mejor limitar la cantidad de sal que se consume. Junto con esta regla, usted necesita comer mucho potasio para que tenga una oportunidad de luchar para equilibrar exitosamente sus niveles de sodio y mantener a raya la presión sanguínea alta.

- *Falta de ejercicio* - Cuando pasa la mayor parte del tiempo en el sofá viendo Orange is the New Black y otros programas durante todo el día; está poniendose en peligro de que aumente el ritmo cardíaco, lo que hace que el corazón trabaje mucho más de lo necesario. Pero durante el curso del ejercicio, las hormonas del cuerpo relajan los vasos sanguíneos y ayudan a reducir los niveles de presión sanguínea.

- *Tener sobrepeso* - Cuando su peso aumenta, también lo hace la cantidad de sangre que necesita para fluir a las partes del cuerpo que están creciendo. Esto pone más tensión directamente en su corazón, lo que resulta en que sus vasos sanguíneos se recuperen de la holgura. Por eso, un buen equilibrio entre la actividad física y una dieta saludable es tan vital para mantener a raya la hipertensión.

- *Consumo de tabaco* - Fumar cigarrillos y masticar tabaco elevan los niveles de la presión sanguínea. Los químicos dentro de estos productos dañan sus vasos sanguíneos, lo que los estrecha, llevándolos a desarrollar hipertensión.

- *Consumo de alcohol* - El consumo de alcohol en exceso de forma regular puede dañar gravemente los músculos del corazón. Por eso debe limitar su consumo de alcohol.

- *Estrés* - Las grandes cantidades de estrés o el estrés crónico pueden causar problemas con la presión arterial. Esto lleva a iniciar malos hábitos como fumar y beber que, como usted ha leído, no son los mejores para mantener sus niveles de presión sanguínea bajos.

Como ha leído, tener la presión arterial alta no tiene ventajas. Ya sea que usted se dedique a llevar un estilo de vida más saludable para evitar estos problemas de salud causados por la hipertensión más adelante, o que ya esté luchando con problemas debido a sus niveles de presión sanguínea, el resto de este libro está lleno de recetas que le ayudarán en su misión de reducir esos niveles amenazantes! No hay necesidad de que sus papilas gustativas sufran para que usted sea un individuo más saludable! Es hora de sumergirse en la amplia gama de deliciosas recetas, ¿sí?

Mark Evans

Recetas del desayuno

Durante el transcurso de la noche - Avena de Chia

Tiempo de preparación: 5 min.
Tiempo completo: 8 horas - Durante el transcurso de la noche

Calorías 289 - Carbohidratos 23g - Sodio 3g - Grasa 9g

Lo que hay en ella:
- ¼ cdta. de nuez moscada
- ¼ cdta. de jengibre molido
- ¼ cdta. de extracto de vainilla
- ¼ cdta. de canela
- ¼ cdta. cardamomo molido
- 2 cucharadas de coco rallado
- 2 cucharadas de semillas de chía
- 1 C. de leche de almendras con coco
- 1 C. de avena

Solución Para La Presión Sanguínea

Cómo se hace:

- Combine todos los componentes en un tazón de tamaño mediano. Cubrir el tazón con una envoltura, preferiblemente de plástico.

- Congele durante 8 horas o durante el transcurso de la noche. (¡Es mucho mejor durante el transcurso de la noche!)

Sarah's easy homemade applesauce (Compota de manzana casera fácil de preparar)

Tiempo de preparación: De diez a quince minutos.
Tiempo completo: Una hora

Calorías 309 - Carbohidratos 12g - Sodio 2.5g - Grasa 11g

Lo que hay en ella:
- ½ cdta. de canela molida
- ¼ C. de azúcar blanco
- ¾ C. de agua
- 4 manzanas - peladas, sin corazón y picadas

Cómo se hace:
- Mezcle todos los componentes en una cacerola.
- Cocine de modo cubierto sobre el calor a nivel intermedio a alto de 15 a 20 minutos hasta que las manzanas se ablanden.

- Deje que las manzanas se sienten y se enfríen y proceda a hacer un puré con un pasapurés o un tenedor.

Mark Evans

Huevos revueltos

Tiempo de preparación: 15 min.
Tiempo completo: 40 min.

Calorías 270 - Carbohidratos 12g - Sodio 3g - Grasa 11.2g

Lo que hay en ellos:
- ¼ C. de queso cheddar, rallado
- Un poco de salsa picante
- Cayena molida
- Pimienta y sal
- 2 tomates sin semillas y picados
- 4 huevos batidos
- ½ C. de espinacas recién cortadas
- 2 dientes de ajo, picados
- 1 cebolla picada
- 1 patata pelada

Cómo se hace:
- Saque una olla pequeña. Ponga agua con unos cuantos chorros de sal y calentar hasta el punto de ebullición.

Solución Para La Presión Sanguínea

- Verter la patata y cocerla durante 15 minutos hasta que esté tierna pero aún firme. Retire el líquido, déjelo enfriar y corte la patata.
- Saltee el ajo y la cebolla en una sartén a temperatura intermedia o alta.
- A continuación, proceder a añadir las espinacas, cocinándolas hasta que se marchiten, unos 2 min.
- Disminuya el fuego a medio y ponga los huevos. Cocine por 2 min. hasta que el fondo esté listo.
- Mezcle los tomates y las papas, espolvoreando sal, pimienta y cayena al gusto. Añada también la salsa picante.
- Revuelva la mezcla de vez en cuando hasta que los huevos estén listos.
- Espolvoree sus huevos revueltos con queso rallado. ¡Sirva caliente!

Mark Evans

Crepes de levadura de cerveza

Tiempo de preparación: 5 min.
Tiempo completo: 10-15 min.

Calorías 302 - Carbohidratos 9g - Sodio 2.2g - Grasa 9g

Lo que hay en ellos:
- 2 cucharadas de mantequilla
- 2 cucharadas de aceite vegetal
- Una pizca de sal
- 1 ¾ C. de harina blanca regular
- 1 C. de cerveza
- 1 C. de leche
- 3 huevos ligeramente batidos

Cómo se hace:
- Bata la cerveza, los huevos y la leche.
- Luego, poco a poco, mezcle la harina.
- Vierta la sal y el aceite, luego combine la mezcla rápidamente de tres a cinco minutos, para que todo esté bien combinado. Deje que la masa se asiente por lo menos durante 1 hora.

- Sobre un calor intermedio a alto, calentar una sartén de 10". Cepillar con mantequilla.
- Una vez que el sartén esté caliente pero aún no humeante, vierta un tercio de una taza de la mezcla en el área central de la bandeja de cocción que está usando, asegurándose de que la masa cubra todo el fondo de su sartén. Asegúrese de verter el exceso de masa antes de seguir cocinando.
- Cocine los crepes de 1 a 2 minutos hasta que se doren.
- Luego, déle la vuelta y cocine el otro lado durante 30 segundos.
- Ponga en un plato cubierto con papel de aluminio para asegurarse de que se mantengan tostados mientras sigue cocinando los crepes restantes.
- Continúe el proceso anterior hasta que se haya utilizado toda la masa.
- Llénelo con frutas, verduras o cualquier otra cosa que desee!

Muffins de huevo con salchicha

Tiempo de preparación: 10 a 15 min.
Tiempo completo: 30 a 40 min.

Calorías 299 - Carbohidratos 11g - Sodio 5g - Grasa 14g

Lo que hay en ellos:
- Pimienta y sal
- 1 cdta. de ajo en polvo
- 1 cebolla picada
- ½ lata de chiles verdes picados
- 12 huevos batidos
- ½ libra de salchicha molida baja en sodio

Cómo se hace:
- Asegúrese de que su horno esté precalentado a 350 grados.
- Engrasar ligeramente algunas tazas de panecillos o un molde de panecillos.
- En una sartén profunda a temperatura intermedia o alta, coloque las salchichas y cocínelas hasta que se doren. Retire el líquido y luego colóquelo a un lado.

- Combine todos los componentes y las salchichas en un recipiente grande hasta que estén bien mezclados.
- Ponga una taza de la mezcla en cada una de las tazas de panecillos.
- Hornee de 15 a 20 minutos hasta que el huevo se haya cuajado y un palillo de dientes colocado en el centro de los panecillos resulte sin más masa.

Ultimate Granola Irresistible

Tiempo de preparación: 10 min.
Tiempo completo: 30 min.

Calorías 312 - Carbohidratos 11g - Sodio 2g - Grasa 8g

Lo que hay en ella:
- 1 C. de Arándanos secos
- 1 C. de pasas de uva
- 1 ½ C. de miel
- 1 C. de aceite de canola
- 1 C. de semillas de girasol sin sal
- 2 C. de coco, rallado
- 1 C. de Germen de trigo
- 1 C. de semillas de sésamo
- 1 C. de nueces cortadas
- 1 C. de almendras escaldadas en tiras
- 5 C. de avena enrollada

Cómo se hace:
- Asegúrese de que el horno esté precalentado a 325 grados.

- Mezcle en un bol las semillas de girasol, coco, germen de trigo, semillas de sésamo, nueces, almendras y avena.
- Con un calor intermedio o inmenso, mezcle la miel y el aceite en una sartén. Cocine hasta que se mezclen.
- Vierta la masa de miel sobre la mezcla de avena y revuelva bien.
- Ponga la masa en dos hojas de galletas.
- Caliente cada uno por 20 minutos hasta que la avena y las nueces estén tostadas.
- Una vez que salga del horno, agregue los arándanos y las pasas.
- Deje cocinar y revuelva de nuevo para romper los grandes tumultos.
- Almacenar en un recipiente hermético durante 2 semanas. ¡Que le aproveche!

Panecillos de salvado de banana

Tiempo de preparación: 20 min.
Tiempo completo: 45 min.

Calorías 256 - Carbohidratos 17g - Sodio 4g - Grasa 8.9g

Lo que hay en ellos:
- ¼ cdta. de sal
- ½ cdta. de canela
- ½ cucharadita de bicarbonato de sodio
- 1 ½ cdta. de polvo de hornear
- ¾ C. de harina blanca regular
- 1 C. de harina de trigo integral
- 1 cdta. de extracto de vainilla
- ¼ C. de aceite de canola
- 1 C. de salvado de trigo sin procesar
- 1 C. de suero de leche
- 1 C. de puré de plátanos maduros
- 2/3 C. de azúcar morena ligera envasada
- ½ C. de Chips de chocolate (opcional)
- 1/3 C. de nueces picadas (opcional)

Cómo se hace:

- Asegúrese de que su horno esté precalentado hasta que alcance los 400 grados.
- Engrase sus tazas de panecillos o un molde de panecillos con el medio de engrase que prefiera.
- Mezcle el azúcar morena y los huevos, luego agregue el suero de leche, los plátanos, el salvado de trigo, la vainilla y el aceite.
- En otro recipiente en forma de tazón, mezcle la sal, la canela, el bicarbonato de sodio, el polvo de hornear y las harinas hasta que se combinen.
- Cree un divot en su mezcla de ingredientes secos y añádale los componentes húmedos, revolviendo hasta que se mezclen y se suavicen. Añada las pepitas de chocolate si ha decidido utilizarlas.
- Coloque la masa en los moldes de panecillos (estarán llenos) y cúbralos con nueces.
- Hornee de 15 a 25 minutos hasta que los panecillos estén visiblemente dorados y

cuando ponga un dedo suavemente entre la parte superior le saltará encima.
- Deje reposar 5 minutos, deshaga los bordes con un cuchillo para mantequilla y coloque el panecillo en una rejilla de alambre para dejarlo enfriar unos minutos más antes de comer. ¡Qué delicioso!

Smoothie Despertador

Tiempo de preparación: 5 min.

Calorías 139 - Carbohidratos 28g - Sodio 10g - Grasa 2g

Lo que hay en él:
- 1 cda. de Splenda
- ½ C. Tofu bajo en grasa o yogur natural bajo en grasa
- 1 ¼ C. de bayas congeladas de elección
- 1 plátano
- 1 ¼ C. de jugo de naranja (recomendado: fortificado con calcio)

Cómo se hace:
- Combine todos los componentes hasta que estén suaves y cremosos en una licuadora.
- Sirva de inmediato como un gran desayuno para empezar bien el día!

Donuts de canela para hornear

Tiempo de preparación: 15 min.
Tiempo completo: 35 min.

Calorías 210 - Carbohidratos 13g - Sodio 5g - Grasa 9g

Lo que hay en ellas:
- 2 cdtas. de extracto de vainilla pura
- 2 cucharadas de mantequilla sin sal, derretida
- 1 ¼ C. de Leche entera
- 1 huevo grande ligeramente batido
- ½ cdta. de sal
- ½ cdta. de nuez moscada
- 1 cdta. de canela
- 2 cdtas. de polvo de hornear
- 1 ½ C. de azúcar
- Spray para engrasar

Topping:
- ½ cdta. de canela molida
- ½ C. de azúcar
- 8 cucharadas de mantequilla sin sal

Cómo se hace:

- Asegúrese de que el horno esté precalentado a 350 grados. Rociar un par de bandejas para donuts con el medio de engrase de su elección.
- Cernir la sal, la nuez moscada, la canela, el polvo de hornear, el azúcar y la harina.
- En un tazón pequeño, revuelva bien la vainilla, la mantequilla derretida y el huevo.
- Vierta y mezcle la mezcla húmeda en los componentes secos y revuelva.
- Vierta su mezcla en las bandejas de hornear, llenando cada una un poco más de ¾ de la forma en que lo hizo.
- Hornee 17 minutos, hasta que un palillo de dientes salga sin ninguna masa.
- Deje enfriar por lo menos 5 minutos y luego ponga las rosquillas en la parte superior de una bandeja.
- *Para la cubierta:* En una sartén, derrita la mantequilla. Mezcle la canela y el azúcar. Ponga a un lado por un minuto.
- Mojar cada dona en la mantequilla y proceder a emerger cada una en azúcar-

canela. Puede endulzar uno o ambos lados. ¡Consiéntase!

Solución Para La Presión Sanguínea

Tostadas francesas

Tiempo de preparación: 20 min.
Tiempo completo: 30 min.

Calorías 260 - Carbohidratos 20g - Sodio 11g - Grasa 9.8g

Lo que hay en ellas:
- ½ C. de jarabe de arce calentado
- 8 rebanadas de pan blanco, brioche o challah
- ½ cdta. de extracto de vainilla
- ¼ C. de leche
- 4 huevos
- 4 cucharadas de mantequilla
- 2 cucharadas de azúcar
- ¼ cdta. de nuez moscada
- 1 cdta. de canela molida

Cómo se hace:
- Combine el azúcar, la nuez moscada y la canela. Ponga a un lado.
- En una sartén a temperatura intermedia a alta, derrita la mantequilla.

- Bata la mezcla de canela, vainilla, leche y huevos y viértala en un recipiente poco profundo.
- Sumerja el pan en la mezcla de huevos.
- Freír las rebanadas de pan hasta que adquieran un ligero tono marrón dorado.
- Coma con jarabe de arce caliente.

Solución Para La Presión Sanguínea

Power Balls de Desayuno

Tiempo de preparación: 20 min.
Tiempo completo: 1 hora y 20 min.

Calorías 157 - Carbohidratos 11g - Sodio 6g - Grasa 19g

Lo que hay en ellas:
- 2 cdas. de semillas de lino
- ½ C. de Semillas de girasol sin sal
- ½ C. de Arándanos secos
- ½ C. de mini chips de chocolate
- ½ C. de Miel cruda
- 1 C. de mantequilla de maní extra crujiente
- 2 C. de copos de avena

Cómo se hace:
- Mezcle las semillas de lino, las semillas de girasol, los arándanos, las pepitas de chocolate, la miel, la mantequilla de maní y la avena en un procesador de alimentos hasta que se combinen. Cubrir y escarchar durante 30 min.
- Con papel encerado, forre una hoja para hornear. Forme bolas con la mezcla y

colóquelas en la hoja. Escarche durante 30 min. antes de consumir.

Solución Para La Presión Sanguínea

Tazas de frutas congeladas

Tiempo completo: 10 min.

Calorías 123 - Carbohidratos 5g - Sodio 2g - Grasa 5g

Lo que hay ellas:
- 1/3 C. de jugo de limón
- 1 lata pequeña de concentrado de jugo de piña y naranja congelado (descongelado)
- 6 plátanos picados
- 1 lata de cóctel de frutas (sin líquido)
- 2 latas de piña triturada (sin líquido)
- 2 latas de mandarinas (sin líquido)
- 4 C. de melocotones congelados (descongelados y picados)

Cómo se hace:
- Mezcle todos los componentes de la receta en un recipiente hasta que se combinen.
- Coloque la mezcla de frutas en vasos desechables de plástico, cubriéndolos con un envoltorio plástico.
- Congelar hasta que esté firme.

- Retire del congelador 45 minutos a una hora antes de que desee servir para dar tiempo a que las tazas de fruta se descongelen lo suficiente como para disfrutarlas completamente.

Solución Para La Presión Sanguínea

Batido de yogur de vainilla y coco

Tiempo de preparación: 5 min.
Tiempo completo: 27 min.

Calorías 101 - Carbohidratos 5g - Sodio 4g - Grasa 9g

Lo que hay en él:
- Agua de coco (congelada en la bandeja de cubitos de hielo)
- 1 cdta. de hojas de menta fresca rasgadas + ramitas para adornar
- 2 C. de Yogur griego
- 1 vaina de vainilla (dividida longitudinalmente)
- ½ C. de miel
- ½ de agua

Cómo se hace:
- En una cacerola a fuego lento, combine la vaina de vainilla, la miel y el agua. Cocine a fuego lento durante 7-9 min. para dar tiempo a que la vainilla se infunda en la

miel. Retire la vaina de vainilla y deje que la mezcla se enfríe completamente.
- Combine un poco de la miel de vainilla con yogur, menta y ½ bandeja de agua de coco en una licuadora. Mezcle hasta que la textura sea suave.
- Ponga la mezcla en vasos. Adorne con una ramita de menta. ¡Sirva frío!

Solución Para La Presión Sanguínea

Barra de energía Almond-Honey

Tiempo de preparación: 30 min.
Tiempo completo: 1 hora

Calorías 246 - Carbohidratos 38g - Sodio 57mg - Grasa 10g

Lo que hay en ella:
- 1/8 de cucharadita de sal
- ¼ C. de miel
- ½ cdta. de extracto de vainilla
- ¼ C. de azúcar de miel
- ¼ C. de mantequilla de almendra cremosa
- 1/3 C. de pasas de uva doradas
- 1/3 C. de grosellas
- 1/3 C. de albaricoques secos
- 1 C. de Cereal integral sin azúcar y soplado
- 1 cda. de semillas de sésamo
- 1 cda. de semillas de lino
- ¼ C. de Almendras en láminas
- ¼ C. de Semillas de girasol sin sal
- 1 C. de avena enrollada a la antigua

Cómo se hace:

- Asegúrese de que el horno esté precalentado a 350 grados. Con el aerosol de cocina, engrase una olla cuadrada de 8".
- En una bandeja para hornear con un borde, extienda semillas de sésamo, semillas de lino, semillas de girasol, almendras y avena. Hornee unos 10 minutos hasta que la avena esté recién tostada y las nueces estén fragantes. Vierta en un tazón grande y agregue las pasas, los albaricoques, las grosellas y el cereal. Mezclar para asegurar una combinación completa.
- En una cacerola pequeña, mezclar la sal, la vainilla, el azúcar de miel y la mantequilla de almendras a fuego lento, asegurándose de revolver constantemente. Realice esta acción de 2 a 5 minutos hasta que la mezcla comience a burbujear.
- Vierta rápidamente la masa de mantequilla de almendra en los componentes secos, revolviendo para asegurarse de que no haya más grumos visibles. Transferir a la bandeja.

Solución Para La Presión Sanguínea

- Cubra sus manos con el medio de engrase que prefiera y presione la mezcla para obtener una capa uniforme. Escarche durante 30 min. o hasta que esté firme. Cortar en 8 barras. ¡Que aproveche!

Smoothie de naranja

Tiempo: 5 min.

Calorías 109 - Carbohidratos 12g - Sodio 98mg - Grasa 3g

Lo que hay en él:
- 1 plátano
- ¼ C. de miel
- 1 C. de trozos de piña
- 1 C. de jugo de naranja
- 1 C. de mini zanahorias
- 2 C. de Yogur griego
- 2 C. de rebanadas de melocotón congeladas
- 2 C. de trozos de mango congelados

Cómo se hace:
- Añada todos los componentes anteriores en una licuadora.
- Bata en la licuadora a alta velocidad hasta que la consistencia salga cremosa y suave. ¡Que aproveche!

Solución Para La Presión Sanguínea

Crema de col y huevos

Tiempo: 25 min.

Calorías 190 - Carbohidratos 14g - Sodio 213mg - Grasa 7g

Lo que hay en ella:
- 4 rebanadas de pan tostado y crujiente
- 2 cucharadas de parmesano rallado
- 4 huevos grandes
- ¼ C. de yogur griego al 2%
- Pimienta y sal
- Una pizca de nuez moscada rallada
- 1 manojo de col rizada (se quitan los tallos y se cortan transversalmente en cintas delgadas)
- 2 cdas. de puerros picados (tanto la parte blanca como la verde)
- 1 cda. de aceite de oliva extra virgen

Cómo se hace:
- En una sartén a temperatura intermedia o alta, calentar el aceite. Vierta los puerros y disminuya el calor a bajo. Cocine los

- puerros 8 min. hasta que se ablanden pero no se doren.
- Verter la col rizada con puerros y cocinar 2 min. hasta que se marchite. Espolvoree con sal, pimienta y nuez moscada para sazonar. Luego mezclar en el yogur. Combine bien.
- Haga cuatro hendiduras en la col rizada y rompa un huevo en cada una. Cubrir cada huevo con pimienta y sal para sazonar.
- Ponga la tapa de la sartén y cocine de 2 a 3 minutos hasta que las claras de huevo estén firmes y los huevos estén cocidos al punto de cocción que usted desee.
- Sumerja los huevos y la col rizada entre 4 platos y cúbralos con queso parmesano. Servir con pan tostado crujiente.

Solución Para La Presión Sanguínea

Recetas para el almuerzo

Ensalada de camote y cebollín a la parrilla
Tiempo de preparación: 10 min.
Tiempo completo: 1 hora

Calorías 151 - Carbohidratos 5g - Sodio 4g - Grasa 14g

Lo que hay en ella:
- ¼ C. de Perejil fresco y cortado en trozos
- Pimienta y sal
- 1 cdta. de miel
- 1 cda. de vinagre balsámico
- 2 cucharadas de vinagre de manzana
- 2 cucharadas de mostaza de Dijon
- 2/3 C de Aceite de oliva extra virgen de.
- 8 cebollas
- 4 batatas grandes

Cómo se hace:
- Asegúrese de que el horno esté precalentado a 375 grados. Hornee las batatas durante 45 minutos hasta que se

ablanden. Deje enfriar un poco antes de cortar en trozos grandes.
- Precaliente una parrilla a fuego alto. Cepille las batatas y las cebolletas con 1/3 taza de aceite de oliva.
- Colóquelas en la parrilla y cocínelas hasta que estén tiernas, lo cual toma alrededor de 5 min. Retire de la parrilla y corte las cebolletas en trozos más pequeños.
- Bata el aceite de oliva restante con la mostaza, la miel y el vinagre, sazonando con pimienta y sal. Ponga las papas, el perejil y las cebolletas en esta mezcla y revuelva suavemente hasta que todo esté bien cubierto.

Solución Para La Presión Sanguínea

Tabouli de cuscús israelí

Tiempo de preparación: 20 min.
Tiempo completo: 28 min.

Calorías 180 - Carbohidratos 11g - Sodio 9.8g - Grasa 13g

Lo que hay en él:
- 3 cebolletas picadas
- 2 tomates maduros, sin semillas y cortados en rodajas
- 2 cucharadas de menta fresca picada
- ½ C. de Cilantro recién picado
- 1 C. de perejil finamente picado
- 3 cucharadas de aceite de oliva
- 1 limón rallado y exprimido
- Pimienta y sal
- 1 C. de Couscous israelí

Cómo se hace:
- Con un calor intermedio, vierta agua en una olla, espolvoree con sal y caliente hasta el punto de ebullición.

- Verter el cuscús y cocerlo hasta que esté al dente, unos 7 u 8 minutos. Retire el líquido del cuscús y colóquelo a un lado para permitir que se enfríe un poco.
- Mezclar el aceite de oliva y el zumo de limón para crear una vinagreta. Espolvoree la pimienta y la sal si es necesario para sazonar adecuadamente.
- Mezcle los cebollinos, los tomates, la menta, el cilantro, el perejil y el cuscús hasta que se combinen. Mezclar todo con la vinagreta, condimentar con pimienta y sal para conseguir el sabor deseado.
- Deje que la mezcla se siente 30 min. para que sus sabores se junten antes de sentarse a consumirlo!

Frittata con espárragos, tomate y fontina

Tiempo de preparación: 15 min.
Tiempo completo: 27 min.

Calorías 230 - Carbohidratos 11g - Sodio 9g - Grasa 12g

Lo que hay en ella:
- 3 onzas de Fontina en cubos
- Sal
- 1 tomate con semillas o cortado en rodajas
- 12 onzas de espárragos (recortados/cortados en trozos de ¼-1/2")
- 1 cucharada de mantequilla
- 1 cucharada de aceite de oliva
- ¼ cdta. de pimienta
- ½ cdta. de sal
- 2 cucharadas de crema batida
- 6 huevos grandes

Cómo se hace:
- Asegúrese de que su parrilla esté precalentada.

- Bata la sal, la pimienta, la crema y los huevos.
- En una sartén para el horno, caliente la mantequilla a un calor intermedio o alto.
- Vierta los espárragos, salteándolos unos 2 minutos hasta que los trozos estén crujientes y tiernos.
- Subir el fuego a un nivel intermedio y añadir la mezcla de huevo sobre los espárragos, cocinando un poco para permitir que los huevos se cuajen.
- Cubrir con queso y bajar el fuego a medio o bajo, cocinando la frittata hasta que esté lista, pero la parte superior está aguada.
- Ponga la sartén en la parrilla. Cocine por 5 minutos hasta que la parte superior de la frittata esté firme y de color dorado. Deje reposar 2 minutos antes de sacarlo de la sartén.

Solución Para La Presión Sanguínea

Pollo sin freír

Tiempo de preparación: 10 min.
Tiempo completo: 55 min.

Calorías 230 - Carbohidratos 14g - Sodio 10g - Grasa - 14g

Lo que hay en él:
- 1 ¼ C. de migajas de copos de maíz
- Ralladura y jugo de 1 limón
- 2 claras de huevo
- ½ cdta. de salsa picante
- ¼ C. de Suero de leche bajo en grasa
- ½ cdta. de condimento para pollo (receta abajo)
- 8 muslos de pollo sin piel y deshuesados (con grasa visible recortada)
- Spray de cocina antiadherente

Sazonador de Pollo:
- 1 C. de sal
- ¼ C. de Ajo en polvo
- ¼ C. de pimienta negra

Cómo se hace:

- Asegúrese de que el horno esté precalentado a 375 grados. Engrase una sartén de hierro fundido con el medio de engrase de su elección. Poner el calor de intermedio a alto.
- Espolvoree los muslos con condimento para pollo.
- Combine el jugo/zesto del limón, las claras de huevo, el suero de leche y la salsa picante en un tazón grande hasta que se combinen. Añada el pollo y cúbralo bien.
- Vierta las migajas de maíz en otro tazón. Sumerja el pollo en estas migas, presionando suavemente para que se adhieran al pollo.
- Luego, coloque el pollo en la sartén y póngalo en el horno.
- Deje reposar de cuarenta a cuarenta y cinco minutos hasta que el pollo esté dorado y un dispositivo que lea la temperatura de la carne indique 165 grados o más.

Solución Para La Presión Sanguínea

Cazuela de paprikash de pollo y arroz

Tiempo de preparación: 10 min.
Tiempo completo: Una hora y 50 min.

Calorías 311 - Carbohidratos 12g - Sodio 10g - Grasa 15g

Lo que hay en ella:

- 6 cucharadas de crema agria reducida en grasas
- 2 cucharadas de perejil de hoja plana picado
- 3 C. de arroz integral congelado (descongelado)
- 2 C. de caldo de pollo bajo en sodio
- 2 cucharadas de pasta de tomate
- 1 cdta. de pimentón picante o ¼ cdta. de pimienta de cayena
- 1 cucharada de pimentón húngaro dulce
- 2 pimientos rojos grandes picados finamente
- 2 cebollas, picadas
- 5 dientes de ajo finamente picados
- 1 cdta. de aceite de oliva extra virgen

- Pimienta y sal
- 2 libras de muslos de pollo con hueso y sin piel

Cómo se hace:

- Asegúrese de que el horno esté precalentado a 350 grados. Vierta el pollo en una fuente de cerámica para hornear. Sazone con pimienta y sal. Hornea de 25 a 30 minutos, hasta que el pollo esté recién cocinado.
- Mientras se cocina el pollo, en una cacerola, calentar el aceite y añadir en sal, ¼ cucharadita de sal, pimientos, cebollas y ajo. Cocine 15 minutos, mezclando de vez en cuando hasta que las verduras estén tiernas. Si la mezcla se seca demasiado, no tenga miedo de añadir una o dos cucharadas de agua.
- Agregue el pimentón dulce y caliente, y cocine durante 1 minuto. Vierta la pasta de tomate y cocine por un minuto adicional.
- Ponga el caldo de pollo y 2 tazas de agua en la cacerola. Subir hasta el punto de ebullición, reduciendo el calor para que se mantenga un buen hervor.

- Cocine la mezcla a fuego lento durante 5 minutos hasta que se espese.
- Ponga el pollo en un plato y esparza el arroz en el fondo de un plato destinado a cocinar cazuelas, cubriendo con el pollo y todos los jugos que haya acumulado durante la cocción.
- Hornee 40 min. hasta que la cazuela esté dorada por encima.
- Cúbralo con perejil y sírvalo junto con una buena porción de crema agria si así lo desea.

Hamburguesas de Pollo Tropicales

Tiempo de preparación: 15 min.
Tiempo completo: 40 min.

Calorías 517 - Carbohidratos 56g - Sodio 219g - Grasa 6g

Lo que hay en ellas:
- ¼ C. de Cilantro fresco picado
- 1 ½ C. de piña en cubitos
- 1 C. de guisantes congelados (descongelados)
- 1 C. de arroz blanco de grano largo
- ¼ cdta. De cúrcuma
- 1 cebolla roja pequeña finamente picada
- 2 ½ cdas. de aceite vegetal
- Pimienta y sal
- ½ tsp. ground allspice
- 2 dientes de ajo picados
- 2 chiles jalapeños pequeños (1 verde/1 rojo - sin semillas/desechados)
- 1 ¼ libras de pollo molido

Solución Para La Presión Sanguínea

Cómo se hace:

- En un recipiente grande, mezcle el pollo, la mitad del jalapeño, la mitad del ajo, la pimienta de Jamaica, una cucharadita de sal y una cucharadita de pimienta de Jamaica hasta que se combinen.
- Luego cree cuatro hamburguesas de ½". Ponga las hamburguesas en un plato y colóquelas cubiertas en la nevera hasta que esté listo para cocinarlas.
- En una sartén grande a fuego medio, calentar 1 cucharada de aceite vegetal. Vierta la mitad de la cebolla roja, el jalapeño restante, el ajo y la cúrcuma. Cocine durante 1 minuto.
- Añada el arroz, ¼ cucharadita de sal y 2 tazas de agua. Ponga esto a hervir.
- Disminuya el calor a medio-bajo. Cúbralo y cocine a fuego lento durante 15 minutos hasta que el arroz esté tierno. Añada los guisantes pero deje de revolver. Cúbra y colóquese a un lado.
- En una sartén antiadherente a temperatura intermedia o alta, calentar 1 cucharada de aceite. Añada las

hamburguesas al aceite y cocínelas durante 4 minutos por cada lado.
- Lata un tazón, mezcle el cilantro de piña, el jalapeño rojo, la cebolla roja restante y ½ cucharada de aceite vegetal. Sazone con pimienta y sal.
- Revuelva el arroz y los guisantes y luego sazone con pimienta y sal al gusto.
- Servir con hamburguesas y salsa de piña.

Solución Para La Presión Sanguínea

Ensalada de pasta saludable para el verano

Tiempo de preparación: 25 min.
Tiempo completo: 40 min.

Calorías 207 - Carbohidratos 11g - Sodio 11.4g - Grasa 8g

Lo que hay en ella:

- 1 calabacín (cortado en trozos pequeños)
- 1 mazorca de maíz (descascarada y con granos cortados de la mazorca)
- 2 cucharadas de eneldo picado o cebollino fresco
- 1 C. de Tomates cereza o uva (partidos por la mitad y en cuartos)
- Pimienta y sal, a gusto
- ¾ de cdta. de mostaza seca
- 1 ½ cdta. de azúcar
- 1 ½ cda. de vinagre de sidra
- 3 cucharadas de crema agria
- ½ C. de mayo
- ¼ de una cebolla roja (picada)

- 8 onzas de cavatappi seco

¿Cómo se hace?

- En una olla grande, ponga a hervir el agua salada. Añada el cavatappi y cocínelo según el envase. Retire el líquido y enjuague en agua fría. Pongalo a un lado.
- Mientras se cocina el cavatappi, remoje la cebolla en agua fría durante 5 minutos y retire el líquido.
- En un recipiente, bata la sal, la pimienta, la cebolla roja liquida, la mostaza, el azúcar, el aceite, el vinagre, la crema agria hasta que se combinen.
- Vierta el calabacín, el maíz, el eneldo, los tomates y el cavatappi cocido en el aderezo. Revuelva bien para cubrir todo a fondo. ¡Que aproveche!

Solución Para La Presión Sanguínea

Pollo y cacahuetes salteados

Tiempo de preparación: 15 min.
Tiempo completo: 25 min.

Calorías 476 - Carbohidratos 48g - Sodio 315mg - Grasa 14g

Lo que hay en él:

- ¼ C. de Cacahuetes salados tostados
- 1 cabeza pequeña de repollo Napa (sin corazón/cortada en trozos de 2")
- 1 chile jalapeño (sin semillas/en rodajas finas)
- 1 manojo de cebolletas
- Una pieza de jengibre de 2".
- 2 cucharadas de aceite de cacahuete o vegetal
- 1 libra de pechugas de pollo sin piel y sin hueso
- 1 cucharada de vinagre de arroz
- 1 cda. + 2 cdtas. de maicena
- 3 cdtas. de salsa de soja
- 1 C. de arroz basmati

Cómo se hace:

- Cocine el arroz según las instrucciones.
- Mientras se cocina el arroz, bata 2 cucharaditas de salsa de soja y una cucharada de maicena y vinagre de arroz. Vierta el pollo y cubra bien todos los lados.
- Mezcle el resto de la maicena, 1/3 de taza de agua, azúcar morena y 1 cucharadita de salsa de soja/ vinagre de arroz en otro tazón.
- En una sartén grande a fuego alto, caliente una cucharada de aceite de cacahuete. Vierta el pollo y saltee 2 o 3 minutos hasta que se dore ligeramente. Remueva con una cuchara ranurada a un tazón que esté limpio.
- Limpie la olla, vuelva a calentarla a fuego alto y vierta el aceite de cacahuete que queda. Cuando empiece a humear, añada el jalapeño, las claras de cebollín y el jengibre, y fríalo durante 45 segundos a 1 minuto. Añada el repollo, revolviendo durante tres a cinco minutos hasta que esté crujiente pero tierno. Mezclar en la mezcla de azúcar moreno y añadir con el pollo. Saltee la salsa durante 1-2 min. hasta que

esté espesa y el pollo esté cocinado hasta el final.
- Mezclar en los cacahuetes y en las verduras de cebollino.
- Servir junto con el arroz.

Tazón de arroz con col y pavo

Tiempo de preparación: 15 min.
Tiempo completo: 40 min.

Calorías 119 - Carbohidratos 13g - Sodio 175mg - Grasa 3g

Lo que hay en él:

- 2 ½ C. de arroz blanco o integral cocido
- Un paquete de 5 onzas de col rizada picada (6 tazas empacadas)
- ½ libra de papas de piel roja (cortadas en trozos de ½")
- 1 cdta. de comino molido
- 2 dientes de ajo finamente picados
- 1 cebolla finamente picada
- 1 libra de pavo molido magro al 93%.
- 1 cda. de aceite vegetal
- Sal
- 3 cucharadas de almendras en rodajas
- 1 chile jalapeño (cortado por la mitad y sin semillas)
- 1 manojo de cilantro (sin tallos duros)

Cómo se hace:

- En una licuadora, haga un puré con 3 cucharadas de cilantro, ½ taza de agua, jalapeño, almendras y ¼ cucharadita de sal hasta que tenga una textura suave.
- En una olla grande o en un horno holandés de calor intermedio a inmenso, calentar el aceite vegetal. Añada el pavo y ½ cucharadita de sal. Cocine por 4 minutos, revolviendo para romper el pavo con una cuchara de madera. Cocine hasta que se dore.
- Agregue el comino, el ajo y la cebolla a la carne, revolviendo ocasionalmente hasta que se ablande. Luego vierta 1 ½ tazas de agua, mezcla de puré de cilantro, papas y col rizada. Cubrir y poner a hervir.
- Destape y disminuya el calor a un nivel medio. Deje hervir a fuego lento durante 15 minutos, revolviendo ocasionalmente hasta que las patatas estén tiernas.
- Sazone con pimienta y sal al gusto. Sirva sobre el arroz, adornado con el cilantro sobrante.

Escarola con Panceta

Calorías 124 - Carbohidratos 5g - Sodio 224mg - Grasa 2g

Lo que hay en ella:
- 3 cdas. de panceta cortada en cubos
- 2 cucharadas de aceite de oliva
- 4 dientes de ajo
- 1 cabeza de escarola picada

Cómo se hace:
- Enfríe la panceta hasta que esté crujiente, retire el líquido sobre una toalla de papel.
- En una sartén, cocine el aceite de oliva y los dientes de ajo machacados durante 1 minuto.
- Luego agregue la escarola picada a la sartén, cocinando durante 5 minutos hasta que se marchite.
- Añadir la panceta a la escarola en una fuente y sazonar con pimienta.

Solución Para La Presión Sanguínea

Recetas de aperitivos y acompañamientos

Camotes asados con miel y canela

Tiempo de preparación: 15 min.
Tiempo completo: 45 min.

Calorías 143 - Carbohidratos 11g - Sodio 7g - Grasa 23g

Lo que hay en ellos:
- Pimienta y sal, a gusto
- 2 cdtas. de canela molida
- ¼ C. de miel
- ¼ C. de aceite de oliva extra virgen + adicional para rociar sobre las batatas cocidas
- 4 batatas (peladas y cortadas en cubos de 1")

Cómo se hace:
- Asegúrese de que el horno esté precalentado a 375 grados.

- En una bandeja de asado, coloque cubos de batata. Dúchelos en aceite y miel y luego cúbralos con canela, pimienta y sal.
- Asar 25 a 30 min. hasta que esté tierno.
- Saque del horno y viértalo en una bandeja de servir. Rocíe con aceite de oliva adicional antes de servir.

Puré de Ajo y Coliflor

Tiempo de preparación: 10 min.
Tiempo completo: 20 min.

Lo que hay en él:

- Romero fresco picado, para adornar
- Pimienta negra recién molida
- 1 diente de ajo pequeño aplastado y picado
- 1 cucharada de yogur griego sin grasa
- 1 cda. de aceite de oliva extra virgen
- 2 cucharadas de queso parmesano rallado
- ¼ C. de caldo de pollo
- Sal
- 1 cabeza de coliflor mediana, picada

Cómo se hace:

- En una olla grande, caliente el agua hasta el punto de ebullición. Vierta la coliflor picada y la sal. Cocine la coliflor 10 min. hasta que se ablande.
- Deje que pase un tiempo para eliminar el líquido y luego séquelo con una toalla de papel.

- En un procesador de alimentos, vierta la coliflor caliente con caldo de pollo, ajo, yogur, aceite de oliva y queso. Procese los componentes hasta que tengan una textura suave.
- Añada un poco de pimienta y sal si es necesario. Proceda a añadir el romero picado.

  ¡Sirva!

Solución Para La Presión Sanguínea

Barras de avena y fresa

Tiempo de preparación: 10 min.
Tiempo completo: Una hora y 20 minutos.

Calorías 136 - Carbohidratos 18g - Sodio 9g - Grasa 8.9g

Lo que hay en ellas:
- 1 frasco de 10-12 onzas de conservas de fresa
- ½ cdta. de sal
- 1 cdta. de polvo de hornear
- 1 C. de azúcar morena envasada
- 1 ½ C. de avena enrollada
- 1 ½ C. de harina blanca de hornear regular
- 1 ¾ de barritas de mantequilla sin sal (cortadas en trozos)

Cómo se hace:
- Asegúrese de que el horno esté precalentado a 350 grados. Enmantecar una sartén rectangular.

- Mezcle la sal, el polvo de hornear, la azúcar morena, la avena, la harina y la mantequilla hasta que se combinen.
- Presiona la mitad de la mezcla de avena en la sartén. Luego, coloque las conservas de fresa sobre él.
- Ponga la otra mitad de la mezcla de avena sobre la capa de conserva y palmee suavemente.
- Hornee de 30 a 40 min. hasta que tenga un color marrón claro.
- Deje enfriar completamente antes de cortarlos en rectangulos.

Ensalada de maíz fresco

Tiempo de preparación: 10 min.
Tiempo completo: 13 min.

Calorías 134 - Carbohidratos 6g - Sodio 3g - Grasa 9g

Lo que hay en ella:
- ½ C. de Hojas de albahaca fresca en juliana
- ½ cdta. De pimienta negra
- ½ cdta. de sal
- 3 cucharadas de aceite de oliva
- 3 cucharadas de vinagre de sidra
- ½ C. de Cebolla roja pequeña picada
- 5 mazorcas de maíz desgranado

Cómo se hace:
- Calentar una olla con agua salada hasta que hierva a fuego alto, cocinando el maíz durante 3 min. para disminuir el almidón. Eliminar el líquido. Luego se vierte en agua helada para detener la cocción y así fijar el color amarillo brillante.

- Una vez que el maíz se enfríe, corte los granos de la mazorca.
- Vierta los granos en las cebollas, sal, pimienta, vinagre y aceite de oliva en un tazón grande. Antes de comer, mézclese con albahaca fresca. Espolvoree con los condimentos que desee hasta que alcance el sabor deseado.
- Servir a temperatura ambiente o fría.

Solución Para La Presión Sanguínea

<u>Chips de col rizada</u>

Tiempo de preparación: 10 min.
Tiempo completo: 1 hora y 25 min.

Calorías 17 - Carbohidratos 1g - Sodio .9g - Grasa 0g

Lo que hay en ellos:
- Sal
- 1 cdta. de especias za'atar
- 1 cdta. de orégano mexicano seco
- Aceite de oliva
- 10 hojas de col rizada (lavadas, secas, desechando los tallos)

Cómo se hace:
- Asegúrese de que el horno esté precalentado a 225 grados.
- Vierta las hojas de col rizada en un bol y ponga ligeramente aceite de oliva sobre la col rizada hasta que las hojas estén completamente cubiertas y brillen.

- Espolvorea orégano y za'atar sobre la parte superior de la col rizada. Sazone con sal y mezcle suavemente.
- Transfiera la col rizada a la hoja de hornear. Retroceder 45 min. - 1 hora hasta que esté crujiente. Deje enfriar antes de servir.

Solución Para La Presión Sanguínea

Pilaf de Quinoa de Granada

Tiempo de preparación: 15 min.

Tiempo completo: 45 min.

Calorías 248 - Carbohidratos 27g - Sodio 89mg - Grasa 1g

Lo que hay en él:

- ½ C. de almendras tostadas en láminas
- Pimienta y sal
- 1 cdta. de azúcar
- 1 cdta. de cáscara de limón fresca
- ½ jugo de limón
- 1 cda. de perejil de hoja plana, picada
- ½ C. d Cebolletas (en rodajas diagonales)
- ½ C. Semillas de granada
- 2 C. de caldo de pollo bajo en sodio
- 1 C. de quinoa
- ½ cebolla mediana (en cubitos)
- 2 cucharadas de aceite de oliva

Cómo se hace:

- En una sartén con un calor intermedio a alto, calentar una cucharada de aceite. Saltee la cebolla hasta que esté translúcida en color y fragante. Vierta la quinoa y mezcle para asegurar una cobertura uniforme.
- Añada el caldo de pollo y caliéntelo a fuego alto hasta que llegue al punto de ebullición. Disminuya el calor y cocine a fuego lento durante veinte minutos hasta que el líquido se absorba en la quinoa y esté bien tierno.
- Mezcle el azúcar, el jugo de limón, la cáscara de limón, el perejil, las cebolletas, las semillas de granada y el aceite hasta que se combinen. Vierta la quinoa y espolvoree con pimienta y sal para sazonar hasta que alcance el sabor deseado.
- Adorne con almendras tostadas.

Solución Para La Presión Sanguínea

Arroz con coliflor

Tiempo de preparación: 10 min.
Tiempo completo: 25 min.

Calorías 189 - Carbohidratos 14g - Sodio 27g - Grasa 2g

Lo que hay en él:
- ½ Jugo de limón
- 2 cucharadas de hojas de perejil finamente picadas
- Sal
- 1 cebolla mediana finamente picada
- 3 cucharadas de aceite de oliva
- Una cabeza de coliflor

Cómo se hace:
- Recorte los ramilletes de coliflor, cortando la mayor parte posible del tallo. Rompa los floretes y póngalos en 3 lotes en un procesador de alimentos hasta que la mezcla sea similar al cuscús.
- Dentro de una sartén sobre un calor intermedio a alto, calentar el aceite.

Cuando el aceite empiece a humear un poco, añada las cebollas, revolviendo para cubrirlas. Cocinar las cebollas durante 8 minutos, revolviendo constantemente, hasta que estén doradas en los bordes y tengan una textura suave.

- Añadir coliflor, combinando bien. Luego se agrega 1 cucharadita de sal y se cocina de 3 a 5 minutos hasta que la coliflor esté tierna. Alejese del calor.
- En un bol grande para servir, vierta la coliflor. Adorne con perejil, jugo de limón, pimienta y sal. ¡Sirva caliente!

Solución Para La Presión Sanguínea

Almendras de vainilla

Tiempo de preparación: 5 min.
Tiempo completo: 55 min.

Calorías 25 - Carbohidratos 12g - Sodio 12g - Grasa 9g

Lo que hay en ellas:
- ½ cdta. de canela molida
- ¼ cdta. de sal
- ¾ C. de azúcar
- 4 C. de almendras enteras
- 1 cdta. de extracto de vainilla pura
- 1 clara de huevo batida

Cómo se hace:
- Asegúrese de que el horno esté precalentado a 300 grados.
- Mezcle la clara de huevo con el extracto de vainilla, luego vierta las almendras y revuelva para asegurar una cobertura uniforme.

- Combine la canela, la sal y el azúcar. Luego se agrega a la mezcla de claras de huevo, revolviendo bien.
- Vierta la mezcla en una capa solitaria sobre una hoja destinada a la cocción que haya sido engrasada abundantemente.
- Hornear 20 min.
- Sacar del horno y dejar enfriar en papel encerado y luego romper en racimos.

Solución Para La Presión Sanguínea

Batido de sandía y pepino

Tiempo: 5 min.

Calorías 98 - Carbohidratos 10g - Sodio 3g - Grasa 0.5g

Lo que hay en él:
- 2 C. de Sandía sin pepitas en cubos (congelada)
- Jugo de media lima (1 cda.)
- 1 cucharada de miel (opcional)
- 3 cucharadas de suero de leche bajo en grasa
- Un pepino inglés de 2" (pelado/picado)

Cómo se hace:
- En una licuadora, mezcle la miel, el jugo de limón, el suero de leche y el pepino hasta obtener una textura suave.
- Añada la mitad de la sandía congelada y mezcle hasta que esté suave y bien combinada. Empuje hacia abajo los componentes un poco antes de añadir la sandía restante. Revuelva hasta que toda la

mezcla esté suave. Añada de 1 a 2 cucharadas de agua si es necesario para que pueda obtener la consistencia adecuada.
- Poner en un vaso adornado con una rodaja de pepino.

Solución Para La Presión Sanguínea

Nueces condimentadas de cocción lenta

Tiempo de preparación: 5 min.
Tiempo completo: 4 horas y 5 min.

Calorías 89 - Carbohidratos 9g - Sodio 349mg - Grasa 9g

Lo que hay en ellas:
- 2 C. de Anacardos tostados sin sal
- 2 C. de nueces crudas
- 1/8 cucharadita de pimienta de cayena
- 1 cdta. de sal
- 2 cdtas. de ralladura de naranja
- 2 cdtas. de canela
- 3 cucharadas de mantequilla sin sal derretida
- ¼ C. de jarabe de arce puro

Cómo se hace:
- Forre una olla de cocción lenta de 6 cuartos de galón con papel de aluminio de alta resistencia y engrase abundantemente con el medio de engrase que prefiera. Poner a un lado.

- Mezcle la cayena, la sal, la cáscara de naranja, la canela, la mantequilla y el jarabe de arce. Añada las nueces al tazón y revuelva suavemente para cubrirlas completamente.
- Vierta las nueces en la olla de cocción lenta en una capa agradable y uniforme, cubra y ponga a fuego alto.
- Cocine durante una hora hasta que se forme un jarabe ligero en el fondo.
- Disminuya el calor a bajo, revuelva las nueces y cocine por otra hora, mezclando cada 20 minutos.
- Apague la olla de cocción lenta, destape y deje que las nueces se endurezcan durante 2 horas, revolviendo ocasionalmente.
- Las nueces se pueden almacenar durante 5 días si no se disfrutan inmediatamente.

Solución Para La Presión Sanguínea

Calabaza de verano picante con hierbas

Tiempo de preparación: 10 min.
Tiempo completo: 25 min.

Calorías 101 - Carbohidratos 12g - Sodio 201mg - Grasa 5g

Lo que hay en ella:
- ¼ C. de Cebollino fresco picado
- 1 diente de ajo picado
- 2 cdtas. de salvia o romero fresco finamente picado
- Pimienta y sal
- 1 ½ cdta. de vinagre de vino blanco
- 1 cebolla picada
- 1 jalapeño pequeño picado (dejar algunas semillas dentro)
- 3 calabazas de verano medianas amarillas o verdes (en cubitos)
- 1 ½ cda. de aceite de oliva extra virgen

Cómo se hace:
- Dentro de una sartén a temperatura intermedia a alta, calentar el aceite. Vierta

la pimienta y la sal, el vinagre, las cebollas, los jalapeños y la calabaza, revolviendo para combinar. Cúbralo y cocínelo 6 minutos hasta que la calabaza empiece a tener un color marrón.
- Retire la tapa y continúe el proceso de cocción durante otros 6 minutos hasta que la calabaza se dore bien. Añada la salvia y el ajo y cocine por otro minuto. Espolvorear con pimienta y sal para sazonar y conseguir el sabor deseado.
- Revuelva el cebollino. Viértalo en un tazón y sírvalo!

Galletas calabaza-parmesano

Tiempo de preparación: 30 min.
Tiempo completo: 50 min.

Calorías 105 - Carbohidratos 12g - Sodio 200mg - Grasa 5g

Lo que hay en ellas:
- ¼ C. de crema pesada
- ½ C. de calabaza pura en lata
- 1 barra de mantequilla fría sin sal + adicional para cepillar (en cubitos)
- 2 cucharadas de queso parmesano rallado finamente
- ¼ cdta. de nuez moscada recién rallada
- 1 cdta. de sal
- 1 cucharada de azúcar
- 1 cucharada de polvo de hornear
- 2 C. de harina de uso múltiple + adicional para espolvorear

Cómo se hace:
- Asegúrese de que el horno esté precalentado a 400 grados. Con el papel de

pergamino, forre una hoja en la que pueda hornear.
- Mezcle la nuez moscada, la sal, el azúcar en polvo para hornear y la harina. Luego agregue 1 cucharada de parmesano. Añada la mantequilla en dados y con la mezcla con la punta de los dedos hasta que se parezca a una miga gruesa.
- En un tazón separado, mezclar la crema y la calabaza y ponerla sobre la mezcla de harina. Mezclar con las manos o un tenedor para crear una masa suave.
- Poner la masa en una superficie plana que haya sido ligeramente enharinada. Enróllese en un rectángulo de ¾" de grosor con un rodillo enharinado.
- Recorte las galletas y colóquelas en la bandeja de hornear a una distancia de aproximadamente 2". Vierta un poco de mantequilla bien derretida sobre la parte superior antes de espolvorear con el parmesano restante.
- Hornee de 15 a 20 minutos hasta que los bizcochos estén bien coloreados.

Solución Para La Presión Sanguínea

- Deje que se siente en un estante hecho de alambre para enfriarse. Deje enfriar un poco antes de servir.

Patatas con mantequilla de chile

Tiempo de preparación: 5 min.
Tiempo completo: 25 min.

Calorías 165 - Carbohidratos 20g - Sodio 174mg - Grasa 9g

Lo que hay en ellas:
- 1 libra de papas
- ½ cdta. de chile en polvo
- 3 cucharadas de mantequilla
- Pimienta y sal

Cómo se hace:
- En una olla con agua fría y salada, añada una libra de papas. Calentar hasta el punto de ebullición y cocinar de quince a veinte minutos hasta que las patatas se ablanden. Eliminar el líquido de las mismos.
- En una sartén, derrita 3 cucharadas de mantequilla y agregue ½ cucharadita de chile en polvo así como uno o dos espolvoreos de pimienta y sal para sazonar.

- Rocíe mantequilla de chile sobre las papas. Un gran plato!

Gratinado de tomate

Tiempo de preparación: 4 min.
Tiempo completo: 15 min.

Calorías 109 - Carbohidratos 12g - Sodio 123mg - Grasa 2g

Lo que hay en él:

- 2 pintas de tomates de uva
- 4 dientes de ajo
- ¼ C. de aceite de oliva
- 2 cdtas. de tomillo fresco
- ½ C. de parmesano
- ½ C. de migas de pan

Cómo se hace:

- En una sartén para el horno a temperatura intermedia o inmensa, cocine los tomates de uva, aplaste los dientes de ajo, ¼ taza de aceite de oliva y tomillo durante 8 min. hasta que los tomates se ablanden.
- En un bol, mezcle el aceite de oliva restante, el pan rallado y el parmesano.

- Espolvoree la mezcla de parmesano sobre los tomates.
- Asar a la parrilla 3 min. hasta que el plato esté de color marrón dorado.

Caponata de berenjena

Tiempo completo: 25 min.

Calorías 138 - Carbohidratos 14g - Sodio 199mg - Grasa 1g

Lo que hay en él:
- 1 cebolla picada
- ¼ C. de aceite de oliva
- 1 tallo de apio, picado
- 1 berenjena picada
- 1 pimiento rojo picado
- 3 cucharadas de pasas doradas
- 1 cda. de orégano picado
- ½ C. de agua
- 1 C. de tomates de uva cortados por la mitad
- 1 cda. de vinagre de sidra
- 1 cda. de alcaparras
- Pimienta y sal, a gusto
- Albahaca desmenuzada, para la guarnición

Solución Para La Presión Sanguínea

Cómo se hace:

- En una sartén, cocine la cebolla junto con el aceite de oliva 3 min. A continuación, se añade el apio y la berenjena y se cuece durante 4 minutos más.
- Verter el pimiento rojo, cocinándolo durante 3 min. Luego, agregue las pasas, el orégano y el agua. Burbuja durante ocho minutos.
- Vierta las alcaparras, el vinagre de sidra de manzana y los tomates de uva. Cocinar durante 7 min.
- Espolvorear con pimienta y sal para sazonar, a fin de lograr el sabor deseado y adornar con albahaca antes de servir.

Ensalada de lentejas italiana

Tiempo de preparación: 8 min.
Tiempo completo: 28 min.

Calorías 198 - Carbohidratos 11g - Sodio 89mg - Grasa 2g

Lo que hay en ella:

Ensalada:
- 2 cdtas. de cáscara de limón
- ½ C. de Avellanas tostadas y sin piel picadas en trozos grandes
- 1 pimiento rojo sin semillas y cortado en cubos
- 1 pepino pelado, sin semillas y cortado en cubos
- 1 C. de Uvas rojas sin semillas que han sido cortadas por la mitad
- 1 C. de Uvas verdes sin semillas que han sido cortadas por la mitad
- 2 cebolletas, cortadas
- 1 libra de lentejas verdes (se recomienda Sabarot)

Solución Para La Presión Sanguínea

Vinagreta:
- ¼ cdta. de pimienta negra molida
- ½ cdta. de sal
- Aceite de oliva extra virgen de 1/3 C.
- 1/3 C. de jugo de limón fresco

Cómo se hace:
- *Para la ensalada*: Saque una olla. Vierta agua y sal y caliente el líquido hasta el punto de ebullición. Vierta las lentejas y cocínelas 18 - 20 min. hasta que se ablanden, asegurándose de revolverlas periódicamente. Eliminar el líquido. Deje que se enfríe durante 5 minutos como mínimo.
- Vierta las lentejas y el resto de los componentes de la ensalada en una gran ensaladera.
- *Para la vinagreta:* En un pequeño tazón, vierta el jugo de limón. Añada gradualmente el aceite, mezclando rápidamente hasta que se incorpore. Espolvorear con pimienta y sal para sazonar y conseguir el sabor deseado. ¡Que aproveche!

Recetas para la cena

Salmón al horno
Tiempo de preparación: 5 min.
Tiempo completo: 20 min.

Calorías 290 - Carbohidratos 17g - Sodio 11g - Grasa 9g

Lo que hay en él:
- Filete de salmón de 12 onzas
- Sal gruesa
- Pimienta negra
- Ensalada de almendras tostadas y perejil (para servir)
- Calabaza al horno (opcional: para servir)

Ensalada de almendra y perejil tostado
- Aceite de oliva extra virgen
- ½ C. de almendras tostadas
- 1 C. de perejil de hoja plana
- 2 cucharadas de alcaparras enjuagadas
- Sal gruesa
- 1 cda. de vinagre de vino tinto
- 1 chalota

Solución Para La Presión Sanguínea

Cómo se hace:

- Asegúrese de que el horno esté precalentado a 450 grados.
- Espolvoree los filetes de salmón con pimienta y sal para sazonar.
- Poner el salmón en una bandeja de horno, con el lado de la piel tocando la sartén, preferiblemente antiadherente.
- Hornee de doce a quince minutos hasta que el salmón esté completamente cocido.
- Servir con ensalada de almendras tostadas y perejil si lo desea!

Ensalada de almendra y perejil tostado:

- Cortar en rebanadas y dados el chalote y luego verter el vinagre sobre los chalotes, añadiendo una pizca de sal para sazonar. Deje reposar la mezcla durante 30 minutos.
- Cortar las almendras, las alcaparras y el perejil, añadiendo a las chalotas. Vierta aceite de oliva al gusto. Mezcle y ajuste los condimentos según sea necesario.

Lomo de cerdo sazonado con aliño

Tiempo de preparación: 5 min.
Tiempo completo: 35 min.

Calorías 310 - Carbohidratos 29g - Sodio 10g - Grasa 18g

Lo que hay en él:
- 1 cdta. de ajo picado
- 1 cucharada de aceite de oliva
- 1 ¼ libras de lomo de cerdo
- Sal, a gusto
- 1 cdta. de tomillo seco
- 1 cdta. de cilantro molido
- 1 cdta. de comino molido
- 1 cdta. de orégano seco
- 1 cdta. de ajo en polvo

Cómo se hace:
- Asegúrese de que el horno esté precalentado a 450 grados.
- Mezcle todos los componentes secos hasta que estén bien incorporados. Este es el tratamiento para su lomo.

- Espolvoree los aliños sobre el lomo y proceda a frotar todos los lados de la carne.
- Vierta el aceite de oliva en una sartén a temperatura intermedia o alta. Vierta el ajo y proceda a saltear por un minuto, revolviendo constantemente.
- Coloque el lomo en la sartén, cocinando 10 minutos por cada lado, volteando la carne con las pinzas.
- En una buena bandeja de asar, coloque la carne y hornee 20 minutos.
- Corte, sirva y disfrute!

Lomo de cerdo relleno de setas

Tiempo de preparación: 25 min.
Tiempo completo: 1 hora y 10 min.

Calorías 290 - Carbohidratos 12g - Sodio 13g - Grasa 23g

Lo que hay en él:
- ½ cucharadita de cáscara de limón rallada
- 2 lomos de cerdo
- ½ C. de Perejil fresco picado
- 1 cucharada de pan rallado
- 1 diente de ajo
- Pimienta y sal
- 8 onzas de champiñones cremini en rebanadas finas
- 4 rebanadas de tocino bajo en sodio picado
- 5 cucharadas de aceite de oliva extra virgen + adicional para untar

Cómo se hace:
- En una sartén grande sobre un fuego medio a alto, calentar 2 cucharadas de

- aceite. Vierta el tocino y cocine unos ocho minutos hasta que esté crujiente.
- Vierta los hongos, ½ cdta. de pimienta y sal y cocine los hongos hasta que estén suaves.
- Vierta el ajo y cocine por un minuto.
- Retire la sartén del fuego y mezcle el pan rallado y todo excepto un par de cucharadas de perejil hasta que se combinen. Dejar enfriar.
- Sumerja de diez a doce palillos en líquido para evitar que se quemen en el horno más tarde. Enjuague la carne y luego séquela con cuidado. La mariposa corta el lomo, cortándolo como un libro para que la carne quede plana.
- Cubrir el cerdo en una envoltura de plástico y batir con un martillo de carne hasta que tenga ½" de grosor.
- Esparza la mezcla de hongos sobre los lomos y asegure las costuras con palillos empapados.
- Precaliente la parrilla a un calor intermedio o inmenso, rociando las rejillas con aceite de oliva. Cepille los rollos de

cerdo con aceite y sazone con pimienta y sal.

- Ase a la parrilla los solomillos, dándoles vuelta con frecuencia hasta que el termómetro indique 140 grados. Pasar a una tabla de cortar y dejar reposar durante 10 minutos.
- Mezcle el aceite de oliva restante y el perejil con cáscara de limón, pimienta y sal. Retire los palillos de dientes de la carne y corte los rollos de cerdo. Cubrir con aceite de perejil y servir.

Solución Para La Presión Sanguínea

Pollo con Cebolla y Limón en Cuatro Pasos

Tiempo de preparación: 15 min.
Tiempo completo: 40 min.

Calorías 467 -Carbohidratos 16g - Sodio 282mg - Grasa 6g

Lo que hay en él:
- 4 mitades de pechuga de pollo deshuesadas y sin piel (cortadas por la mitad horizontalmente)
- 1 bolsa de 9 onzas de espinacas
- Jugo de 2 limones
- 1 C. de caldo de pollo bajo en sodio
- ¼ C. de vino blanco (opcional)
- 1 manojo pequeño de hojas de tomillo fresco (picado)
- 1 cebolla roja en rodajas finas
- ¼ C. de Harina para todo uso
- 3 cdas. de aceite de oliva extra virgen
- Pimienta y sal, a gusto
- 1 cdta. de tomillo seco

Cómo se hace:

- Sazone el pollo con tomillo, pimienta y sal.
- En una sartén grande sobre un calor intermedio o inmenso, calentar el aceite de oliva.
- Ponga la harina en un plato poco profundo y drague el pollo en tandas.
- Añadiendo el pollo a la sartén, saltee por ambos lados durante 3 minutos por cada lado. Transfiera a la placa y cubra con papel de aluminio.
- Añada la cebolla roja y el tomillo a la sartén y cocine a fuego lento durante 5 minutos, revolviendo de vez en cuando hasta que esté aromático.
- Combine el vino, el caldo de pollo y el jugo de limón en un recipiente. Subir el fuego a alto y desgasificar la mezcla de caldo, raspando la cacerola con una cuchara de madera.
- Cocine durante unos 10 minutos hasta que el líquido comience a disminuir. Retire del fuego y bata 1 ½ cucharadas de mantequilla. Sazone con pimienta y sal.
- Ponga las espinacas en un recipiente para microondas y añada 3 cucharadas de agua,

cubriendo ligeramente con un envoltorio de plástico. Ponga en el microondas 5-6 min. hasta que se marchite.
- Retire el líquido y mézclelo con la mantequilla restante, el jugo de otro limón y la sal/pimienta al gusto.
- Disponga en una bandeja de servir sobre el pollo. Ponga la salsa encima y sirva!

Asado londinense frotado en seco

Tiempo de preparación: 8 min.
Tiempo completo: 23 min.
Calorías 219 - Carbohidratos 12g - Sodio 110mg - Grasa 11.8g

Lo que hay en él:
- 2 cucharadas de aceite de oliva
- Un asado londinense de 2 libras
- 1 receta de Dave's Rub

Dave's Rub
- 15 pimienta negra molida
- 4 pizcas de sal
- 2 cdtas. de ajo en polvo
- 1 cda. de pimentón dulce
- 1 cucharada de orégano seco
- 2 cucharadas de chile en polvo

Cómo se hace:
- Frote el asado londinense con aceite de oliva y aplique generosamente el aliño seco. Deje reposar durante 15 minutos a temperatura ambiente.

Solución Para La Presión Sanguínea

- Precaliente una sartén de la parrilla en un lugar de calor intermedio a alto.
- Coloque la carne en la parrilla y ase por 5 minutos por cada lado para que quede medio cruda.
- Retire del fuego y deje reposar durante 5-10 minutos antes de cortar.

Filetes de atún con hierbas

Tiempo de preparación: 1 hora y 10 min.
Tiempo completo: 1 hora y 20 min.

Calorías 198 - Carbohidratos 12g - Sodio 209mg - Grasa 9g

Lo que hay en ellos:
- Pimienta y sal, a gusto
- Dos filetes de atún de 1 libra de corte central (1" de grosor)
- 3 cdas. de aceite de oliva extra virgen
- 3 cebollas
- 6 ramitas de tomillo (sin hojas)
- 3 ramitas de romero (sin hojas)

Cómo se hace:
- Pique los cebollinos, el tomillo y el romero y póngalos en un bol pequeño, mézclelos con una cucharada de aceite.
- En un plato poco profundo, sazone los filetes de atún con pimienta y sal. Frotar con la mezcla de hierbas por ambos lados. Cubrir y escarchar durante 1-4 horas.

Solución Para La Presión Sanguínea

- En una cacerola a fuego alto, calentar el aceite de oliva restante. Ponga el atún en la sartén y cueza de dos a tres minutos por cada lado hasta que esté rico en color para lograr filetes de atún medianamente cocidos.
- Colóquelo en una tabla destinada al corte durante 5 minutos para que descanse antes de proceder al corte. ¡Que aproveche!

Mark Evans

Albóndigas de camarones al vapor

Tiempo de preparación: 1 hora
Tiempo completo: 1 hora 40 min.

Calorías 234 - Carbohidratos 17g - Sodio 125mg - Grasa 6g

Lo que hay en ellas:
- 36 envoltorios de albóndigas redondas
- Una pizca de pimienta blanca
- ½ cdta. de azúcar
- Sal
- ¾ cdta. de aceite de sésamo tostado
- 1 ½ cdta. de jerez seco
- 1 ½ cda. de maicena
- 2 cebolletas finamente picadas
- Castañas de agua de 1/3 C., cortadas finamente
- ¾ libra de camarones grandes (pelados, desvenados o picados finamente)
- 1 clara de huevo grande

Salsa Ponzu para mojar:
- 3 cucharadas de salsa ponzu

- 1 cdta. de salsa de soja
- ½ cdta. de aceite de sésamo
- 1 cebollín picado

Cómo se hace:
- En un tazón grande, bata la clara de huevo. Añada ¼ cucharadita de sal, pimienta, azúcar, aceite de sésamo, jerez, maicena, cebolleta, castañas y camarones. Mezcle bien durante 1 minuto hasta que empiece a espesar. Escarcha durante 1 hora.
- Sobre una superficie limpia cubierta con una toalla de papel húmeda, coloque 1 envoltorio de albóndigas. Revuelva 1 cucharadita colmada de mezcla de camarones en el envoltorio. Ponga un dedo en un tazón de agua fría para humedecer los bordes del envoltorio. Doblar por la mitad y presionar los bordes para sellar. Colóquelo en una hoja destinada a la cocción. Realice este proceso con el resto de envoltorios de albóndigas.
- Llenar una olla con ¼" de agua y ponerla a hervir. Trabajando por lotes, añada las

albóndigas en una sola capa, cúbralas y cocínelas al vapor durante 5 minutos.
- Transfiera las albóndigas cocidas a un plato.
- Para hacer la salsa para mojar: mezcle todos los componentes de la salsa en un tazón pequeño hasta que se combinen. Sirva junto con las albóndigas!

Pollo cocido con hongos

Tiempo de preparación: 20 min.
Tiempo completo: 3 horas y 10 min.

Calorías 218 - Carbohidratos 23g - Sodio 319mg - Grasa 8g

Lo que hay en él:
- ½ C. de tapas de apio o perejil de hoja plana (picado)
- ½ - ¾ C. de vino blanco
- 2 hojas de laurel grandes
- Pocas ramas de tomillo (finamente picadas)
- 5-6 dientes de ajo (en rodajas finas)
- 2 costillas de apio (picadas finamente)
- 2 zanahorias (picadas finamente)
- 2 cebollas (en rodajas)
- 1 libra de champiñones cremini (rebanados finamente)
- Pimienta y sal, a gusto
- 4 piezas de cuartos de muslo de pollo (con hueso y con piel)
- Aceite de oliva, para freír

- 2 C. de caldo de pollo
- 1 onza de hongos porcinos secos

Cómo se hace:

- En una olla pequeña a un calor intermedio o inmenso, vierta los hongos secos y el caldo. Llevar a ebullición y luego disminuir a bajo para reconstituir.
- En una sartén grande con tapa, calentar una fina capa de aceite de oliva sobre un calor intermedio a alto. Secar el pollo y sazonar abundantemente con pimienta y sal. Dorar sólo la mitad del pollo a la vez, con la piel hacia abajo durante 5 minutos. Luego se da la vuelta al pollo y se cocina 3-4 min. más por otro lado.
- Retire el pollo dorado a un plato y coloque los champiñones frescos, cocinando de 10 a 15 minutos. Vierta la sal, la pimienta, las hojas de laurel, el tomillo, el ajo, el apio, la zanahoria y la cebolla, revolviendo y cocinando durante otros 10 minutos hasta que se suavice.
- Desglasear la olla con vino blanco. Vuelva a añadir el pollo a la olla y coloque las verduras y los champiñones alrededor.

Vierta el caldo sobre el pollo, reservando algunas cucharadas.
- Cubrir y cocer a fuego lento, a fuego lento durante 30 minutos. Sirva.

Bistec con pimientos y cebollas frotado con café

Tiempo de preparación: 30 min.
Tiempo completo: 45 min.

Calorías 321 - Carbohidratos 23g - Sodio 334mg - Grasa 9.8g

Lo que hay en él:

- Jugo de ½ a lima + gajos de lima para adornar
- 1 pimiento verde (cortado en tiras)
- Pimienta negra molida
- 1 cebolla (cortada en cuñas)
- 2 cdtas. de aceite vegetal
- Un filete de falda de 1 ¼ - 1 ½ pulgadas (cortado en 4 piezas)
- Sal
- 1/8 cucharadita de canela molida
- ½ cdta. de chile ancho en polvo
- 1 cdta. de polvo de mostaza
- 1 cdta. de polvo de cacao sin endulzar
- 1 cda. de café instantáneo

Solución Para La Presión Sanguínea

- 2 cucharadas + 1 cdta. de azúcar morena clara u oscura

Cómo se hace:

- En un tazón, mezcle 1 cucharadita de sal, canela, chile en polvo, mostaza en polvo, cacao en polvo, café instantáneo y 2 cucharadas de azúcar morena. Frotar entre los dedos hasta que la textura sea fina. Sazone el bistec con sal y frote generosamente la mezcla de café y especias.
- En una sartén de hierro fundido a fuego medio, calentar el aceite vegetal t el Bistec de carne de res 3-6 min. en cada lado para que quede medio crudo. Colóquelo en una tabla de cortar y déjelo reposar. Reserve los jugos del filete que están en la sartén.
- Añada el resto del azúcar morena y la cebolla en la sartén, espolvoreando con pimienta y sal a gusto. Cocine a temperatura intermedia o alta durante 5 minutos hasta que la cebolla esté dorada y suave.
- Luego agregue el pimiento y ¼ taza de agua, cocinando por 5 minutos,

revolviendo hasta que esté crujiente pero tierno. Añada el jugo de limón, sazone con más pimienta y sal.

- Rebane el filete de falda a contrapelo. Divida los pimientos, las cebollas y los jugos del filete entre los platos. Servir con gajos de lima y pan de maíz.

Solución Para La Presión Sanguínea

Recetas de postres

Pastel de ángel
Tiempo de preparación: 20 min.
Tiempo completo: 55 min.

Calorías 267 - Carbohidratos 12g - Sodio 7g - Grasa 13g

Lo que hay en él:
- 1 ½ cdta. de crema tártara
- 1 cdta. de extracto de naranja
- 1/3 C. de agua caliente
- 12 claras de huevo (temperatura ambiente)
- 1 C. de harina de pastelería tamizada
- ¼ cdta. de sal
- 1 ¾ C. de azúcar

Cómo se hace:
- Asegúrese de que el horno esté precalentado a 350 grados.
- Gire el azúcar en un procesador de alimentos durante 2 min. hasta que el azúcar tenga una textura súper fina.

- Cernir la mitad del azúcar con sal y harina de pastelería, reservando la otra mitad.
- Bata la crema tártara, el extracto de naranja, el agua y las claras de huevo en un recipiente grande. Una vez que haya batido durante 2 minutos, cambie a un mezclador de mano.
- Cernir lentamente el azúcar reservado, batiendo constantemente a velocidad media.
- Cuando haya alcanzado picos medios, cernir lo suficiente de la mezcla de harina para espolvorear la parte superior de la espuma. Usando una espátula, doble suavemente. Continúe haciendo esto hasta que todas las mezclas de harina estén bien incorporadas.
- Con una cuchara, coloque la mezcla con cuidado en un tubo o recipiente sin grasa.
- Hornee durante 35 minutos y compruebe si está listo con una brocheta de madera.
- Enfríe boca abajo en una rejilla de enfriamiento durante al menos 1 hora antes de intentar sacarlo de la sartén.

Solución Para La Presión Sanguínea

Brownies de Cacao

Tiempo de preparación: 15 min.
Tiempo completo: 1 hora y 15 min.

Calorías 200 - Carbohidratos 11g - Sodio 4g - Grasa 8g

Lo que hay en ellos:
- ½ cdta. de sal
- ½ C. de harina tamizada
- 2 cdtas. de extracto de vainilla
- 1 ¼ C. de Cacao tamizado
- 8 onzas de mantequilla derretida
- 1 C. de azúcar morena cernida
- 1 C. azúcar cernida
- 4 huevos
- Harina en polvo
- Mantequilla blanda, para engrasar la sartén

Cómo se hace:
- Asegúrese de que el horno esté precalentado a 300 grados.

- Enmantecar y enharinar una sartén de 8" cuadradas.
- Mezcle los huevos hasta que estén esponjosos y sean de color amarillo claro. A continuación, vierta tanto los azúcares como los componentes restantes, mezclando bien hasta que se incorporen.
- Ponga la masa en una bandeja engrasada para hornear. Hornee 45 minutos o hasta que el palillo de dientes salga sin más masa que se haya insertado en el centro.
- Una vez horneado, colóquelo en una rejilla de alambre para permitir que se enfríe adecuadamente.

Galletas de Ricotta al limón con glaseado de limón

Tiempo de preparación: 15 min.
Tiempo completo: 2 horas y 50 min.

Calorías 149 - Carbohidratos 9g - Sodio 4g - Grasa 12g

Lo que hay en ellas:
- 1 limón con cáscara
- 3 cucharadas de jugo de limón
- 1 envase de 15 onzas de queso ricotta de leche entera
- 2 huevos
- 2 C. de azúcar
- 1 barra de mantequilla sin sal ablandada
- 1 cdta. de sal
- 1 cdta. de polvo de hornear
- 2 ½ C. de harina blanca de hornear regular

Glaseado:
- 1 limón con cáscara
- 3 cucharadas de jugo de limón
- 1 ½ C. de Azúcar en polvo

Cómo se hace:

- Asegúrese de que el horno esté precalentado a 375 grados.
- Marine la sal, la harina y el polvo de hornear.
- En otro tazón más, ponga la crema al azúcar y a la mantequilla. Con la ayuda de una batidora electrica, combine la mantequilla y el azúcar durante tres minutos hasta que quede esponjosa y con una textura muy ligera. Vierta los huevos de uno en uno, mezclando cada uno a su alcance asegurando la mezcla. Luego vierta el queso ricotta, la cáscara de limón y el jugo. Bata hasta que se combinen.
- Mezclar en los componentes secos.
- Forre un par de hojas para hornear con papel de pergamino. Vierta la masa de galletas (2 cucharadas por galleta) en hojas.
- Hornee 15 min. hasta que los bordes de las galletas estén ligeramente dorados. Deje que las galletas descansen durante 20 minutos.

- *Para el glaseado:* Revuelva la cáscara de limón/jugo y el azúcar en polvo hasta que tenga una textura suave. Ponga una cucharadita de glaseado ½ en cada galleta usando la parte posterior de una cuchara.
- Deje tiempo para que el glaseado se endurezca (¡2 horas deberían ser suficiente!) ¡Disfrute!

Espresso Chip Merengues

Calorías 23 - Carbohidratos 2g - Sodio .5g - Grasa .5g

Lo que hay en él:
- 2/3 C. de mini chips de chocolate semi-dulce
- 2 cdtas. de polvo para expreso instantáneo
- ¼ cdta. de extracto de vainilla pura
- 1/8 cucharadita de crema tártara
- ¾ C. deazúcar superfino
- Una pizca de sal marina fina
- 3 claras de huevo más grandes (temperatura ambiente)

Cómo se hace:
- Asegúrese de que el horno esté precalentado a 300 grados. Asegúrese de que la rejilla que esta dentro de su horno esté colocada en el centro del mismo antes de precalentarlo.
- Con el papel de pergamino, alinee una hoja y colóquela a un lado.

Solución Para La Presión Sanguínea

- Bata las claras de huevo a baja velocidad durante un minuto hasta que estén esponjosas. Una cucharada a la vez, agregue el azúcar. Luego vierta la crema tártara, el extracto de vainilla y el polvo para café expreso.
- Con la ayuda de una batidora eléctrica, bata la mezcla de 3 a 5 minutos hasta que esté espesa y mantenga los picos rígidos. Doble las pepitas de chocolate.
- Deje caer ¼-1/2 tazas de mezcla en la bandeja de hornear, asegurándose de que haya por lo menos 2 pulgadas entre cada una.
- Hornear 30 min. Sacar del horno, girar el molde y volver a meterlo en el horno para hornear otros 30 minutos.
- Apague el horno, permitiendo que los merengues se sienten en el horno para que se enfríen. Esto debería llevar unas dos horas.
- Saque del horno y deje que se enfríen. Puede guardar los que no se han comido hasta 4 días en un contenedor que se cierre bien.

Barras saludables de chocolate y mantequilla de maní sin hornear

Tiempo de preparación: 10 min.
Tiempo completo: 4 horas y 10 min.

Calorías 189 - Carbohidratos 12g - Sodio 109mg - Grasa 10g

Lo que hay en ellas:
La corteza:

- 4 oz. de bocadillos de chocolate semidulce derretido
- 3 cucharadas de mantequilla sin sal derretida
- 24 galletas de oblea de chocolate
- Aerosol de cocina

Relleno:

- 2/3 C. azúcar de pastelería
- ½ C. de yogur griego al 2%
- ½ C. de mantequilla de maní cremosa y totalmente natural
- 4 oz. de queso crema reducido en grasas

Topping:

Solución Para La Presión Sanguínea

- Sal
- ¼ C. de Cacahuetes sin sal picados

Cómo se hace:

- *Para la corteza:* Forre una bandeja cuadrada de 8" con papel de aluminio, dejando un poco colgando sobre el lado. Cubra ligeramente con spray de cocina.
- Procese las galletas hasta que estén finamente molidas dentro de los medios de un procesador de alimentos. Vierta la mantequilla derretida durante este proceso hasta que las migas estén completamente cubiertas de mantequilla.
- Añada los bocadillos de chocolate derretido y procese hasta que la mezcla se asemeje a una textura de arena húmeda.
- Presione la mezcla de galletas en el fondo de la bandeja preparada. Cubrir y congelar cuando se llene. Limpie el procesador de alimentos.
- *Para el relleno:* En el procesador limpio, vierta el azúcar, el yogur, la mantequilla de cacahuete y el queso crema, mezclando hasta que quede cremoso y suave.

- Vierta la mezcla sobre la corteza de la galleta. Cubrir con maní y espolvorear con una cucharadita de sal.
- Cubrir con una funda y escarche y meta dentro de su refrigerador durante al menos 4 horas o durante el transcurso de la noche. Corte en doce barras y sirva!

Tarta de queso con yogur griego

Tiempo de preparación: 20 min.
Tiempo completo: 4 horas y 40 min.

Calorías 211 - Carbohidratos 21.1g - Sodio 132mg - Grasa 12g

Lo que hay en ella:
- 1 cdta. de gelatina sin sabor
- ¾ C. de Jugo de piña no endulzado
- 2 C. de Arándanos silvestres congelados
- Sal
- 1 cdta. de cáscara de limón
- 1 cdta. de extracto de vainilla
- ¼ C. de Harina para todo uso
- ¾ C. de azúcar
- 3 huevos grandes
- 8 onzas de queso crema descremado (temperatura ambiente)
- Un envase de 17 onzas de yogur griego al 2%.
- 2 cucharadas de mantequilla sin sal derretida

Mark Evans

- 2 C. de Chips de pita con azúcar y canela ligeramente aplastados

Cómo se hace:

- Asegúrese de que el horno se precaliente a 325 grados con la rejilla del horno colocada en el centro. Cubra una bandeja de forma de resorte de 9" con el medio de engrase de su elección. Envuelva los lados y el fondo de la sartén con papel de aluminio. Coloque el molde en una bandeja de hornear.
- En un procesador de alimentos, pulse las papas fritas de pita hasta que estén bien. Vierta la mantequilla y procese hasta que las migas se humedezcan.
- Tome las migas y presione en el fondo de la sartén, usando aproximadamente ½ de una taza a lo largo de los lados.
- Hornee la corteza durante 5 minutos hasta que se vea ligeramente seca y fragante.
- En un procesador de alimentos limpio, combine ½ cucharadita de sal, cáscara de limón, vainilla, harina, azúcar, huevos, queso crema y yogur hasta que todos los

componentes estén suaves y bien mezclados.
- Añada la mezcla de queso crema a la corteza que preparó anteriormente.
- Hornee de 40 a 50 minutos hasta que el medio esté listo.
- Deje tiempo para que la tarta de queso esté completa.
- Cubrir con una funda y dejar que se escarche durante al menos 3 horas o durante el transcurso de la noche.
- *Para la cubierta*: En una cacerola, lleve los arándanos y el jugo de piña al punto de hervir. Disminuya el calor a bajo y cocine a fuego lento durante cinco minutos. Aleje del calor.
- Vierta la gelatina y una cucharada de agua en un bol y déjela reposar durante 5 minutos. Luego proceda a revolver la gelatina disuelta en la mezcla de bayas calientes hasta que esté bien mezclada. Ponga esta mezcla en otro tazón y deje que se congele por lo menos 3 horas hasta que se espese.

- Una vez que la tarta de queso se haya congelado, sáquela de la sartén. Cortar y consumir con la salsa de arándanos encima del pastel.

Solución Para La Presión Sanguínea

Manzanas y Bayas Brown Betty

Tiempo de preparación: 25 min.
Tiempo completo: 1 hora y 10 min.

Calorías 290 - Carbohidratos 17g - Sodio 390mg - Grasa 11g

Lo que hay en ellas:

- Helado de vainilla o crema batida (cobertura opcional)
- ½ cdta. de sal
- ½ C. de Almendras picadas
- ½ C. de Azúcar morena clara envasada
- 1 C. de Conos de azúcar triturados (unos 6)
- 2 cdas. de harina para todo uso
- Ralladura y jugo de ½ un limón
- ½ cdta. de nuez moscada
- 1 cdta. de canela
- Azúcar granulado de 1/3 C.
- 2 C. de moras
- 4 manzanas Golden Delicious
- 1 barra de mantequilla sin sal derretida +adicional para el plato

Cómo se hace:

- Asegúrese de que el horno esté precalentado a 350 grados. Mantequillee un plato de 1 ½ cuarto de galón destinado a la cocción.
- En un recipiente grande en forma de tazón, mezcle 4 cucharadas de mantequilla, harina, jugo de limón/zesto, ¼ cucharadita de nuez moscada, ½ cucharadita de canela, azúcar, moras y manzanas hasta que todo esté cubierto.
- Combine los conos, el azúcar morena, la canela restante, ¼ cucharadita de nuez moscada, almendras, sal y mantequilla restante en otro tazón.
- Vierta la mitad de la mezcla de manzana y bayas en el plato preparado. Luego, cubra la mezcla con la mitad de la mezcla del cono. Ponga el resto de la mezcla de manzanas y bayas encima y cubra con el resto de la mezcla del cono.
- Hornee 40-45 min. hasta que las manzanas estén suaves y la parte superior sea de color marrón dorado.

- Transfiera el plato a una rejilla de alambre y déjelo reposar durante 10 minutos antes de consumirlo.
- Servir con helado o crema batida. ¡Qué rico!

Mark Evans

Galletas sin gluten con chispas de chocolate

Tiempo de preparación: 25 min.
Tiempo completo: 1 hora y 39 min.

Calorías 119 - Carbohidratos 14g - Sodio 249mg - Grasa 7g

Lo que hay en ellas:
- 12 onzas de chispas de chocolate semidulce
- 1 ½ cdta. de extracto de vainilla
- 1 yema de huevo
- 1 huevo entero
- 1 ¼ C. de Azúcar morena clara envasada
- ¼ C. de azúcar
- 1 cdta. de bicarbonato de sodio
- 1 cdta. de sal
- 1 cdta. de goma xantana
- 2 cucharadas de harina de tapioca
- ¼ C. de maicena
- 2 C. de harina de arroz integral
- 8 oz. de mantequilla sin sal

Cómo se hace:

- En una cacerola a fuego lento, deje tiempo para que la mantequilla se derrita. Una vez derretida, viértala en un tazón para mezclar.
- Cernir la harina de arroz, la maicena, la harina de tapioca, el chicle xantano, la sal y el bicarbonato de sodio. Ponga a un lado.
- Añada ambos azúcares a la batidora de pie con la mantequilla licuada. Mezclar con el accesorio de la paleta en velocidad intermedia durante un minuto. Vierta el huevo entero, la yema de huevo, el extracto de vainilla y la leche, mezclando bien hasta que estén bien combinados.
- Incorpore gradualmente la mezcla de harina hasta que se mezcle bien. Luego vierta los trozos de chocolate y mézclelos hasta que se combinen.
- Ponga la masa en la nevera durante al menos 1 hora.
- Asegúrese de que el horno esté precalentado a 375 grados. Forme su masa en bolas que equivalgan a unas dos onzas y colóquelas en una hoja para hornear

preparada con papel pergamino. Seis galletas deben caber en cada una de sus hojas.
- Hornear catorce minutos, dar vuelta los sartenes después de siete minutos de horneado.
- Se retira del horno y se deja enfriar en una rejilla de alambre. ¡Consiéntase!

Solución Para La Presión Sanguínea

Cuadritos de mermelada y avena

Tiempo de preparación: 10 min.
Tiempo completo: 25 min.

Calorías 210 - Carbohidratos 32g - Sodio 74mg - Grasa 4g

Lo que hay en ellos:
- 1 Corteza de pastel helado
- ¾ C. de mermelada de fresa
- ¾ C. de avena
- ¾ C. de harina
- 6 cucharadas de mantequilla derretida
- 1/3 C. de azúcar morena envasada
- ¼ C. de azúcar granulado
- Una pizca de sal

Cómo se hace:
- Asegúrese de que el horno esté precalentado a 450 grados.
- En una hoja para hornear preparada con papel pergamino, desenrolle la corteza del pastel.

- Unte la corteza con mermelada de fresa, asegurándose de dejar al menos un borde de ½".
- Mezcle la avena y la harina en un recipiente y añada la mantequilla derretida, el azúcar morena, el azúcar granulado y la sal. Combine bien.
- Exprima la mezcla de azúcar en grupos sobre la mermelada.
- Hornear durante 15 min.
- Deje que se enfríen antes de cortar en los cuadrados deseados.

Conclusión

Gracias por llegar hasta el final de Solución para la presion sanguínea.

Espero que el contenido de este libro haya sido capaz de sacar a la luz un problema de salud que afecta a muchos individuos y cómo puede corregirlo fácilmente y crear un ser más saludable a través de lo que consume!

Espero que este libro haya sido informativo y capaz de proporcionarle adecuadamente todas las herramientas necesarias para lograr sus objetivos de reducir su presión arterial y la hipertensión antes de su próxima cita con el médico!

El siguiente paso es que se ponga a chasquear! Elija cuál de las deliciosas recetas quiere probar primero y haga una lista de la compra! No sabrá los increíbles efectos que estas recetas tendrán en su vida si nunca tiene la iniciativa de probarlas! Le aseguro que sus papilas gustativas no se verán decepcionadas. No se trata de sacrificar el sabor y la satisfacción, sino de usar combinaciones correctas de ingredientes de alimentos para ayudar a su cuerpo a minimizar las cosas que conducen a niveles elevados de presión arterial e hipertensión dentro del cuerpo.

¡Buena suerte mi amigo! Usted ha tomado la gran decisión de embarcarse en un viaje que eventualmente lo llevará a un estado más saludable! Con el tiempo, usted verá y sentirá la diferencia que estas recetas harán. ¡Y su doctor también lo hará!

¡Gracias!

Antes de que se vaya, sólo quería darle las gracias por comprar mi libro.

Podría haber elegido entre docenas de otros libros sobre el mismo tema, pero se arriesgó y eligió este.

Por lo tanto, un ENORME agradecimiento a usted por conseguir este libro y por leerlo hasta el final.

Ahora quería pedirle un pequeño favor. ***¿Podría tomarse unos minutos para dejar una reseña de este libro en Amazon?***

Esta retroalimentación me ayudará a seguir escribiendo el tipo de libros que le ayudarán a obtener los resultados que desea. Así que si lo disfrutó, por favor hágamelo saber! (-:

www.ingramcontent.com/pod-product-compliance
Lightning Source LLC
Chambersburg PA
CBHW071711020426
42333CB00017B/2225